U0332085

我的自述

朱言春

我的一生是平凡的，也不算是顺坦的。作为一个医生，我一直遵循先严遗训公，积德行善辟"世活人"的嘱咐，先师李次公先生的教导，炎皇古义，融会新知，从医以来我总尽力践行，但由于学养肤陋，成就不多，遗憾不少，有些兼考以资借鉴，就不多，遗憾不少，成就不多，回顾自省，争取在有经验，也有不少教训，反诚回顾自省，争取在有生之年有所弥补，聊尽吾心。乙未正月

荣宝斋

国医大师

朱良春全集

中南大学出版社
www.csupress.com.cn

杏林贤达卷

此卷所列，均为医林之先哲今贤，谨对其学术思想、业绩贡献和医德医风略作阐述，以彰显其硕学盛德，激励吾侪奋进，为中医药之振兴添砖加瓦。然杏林中贤达需写者甚多，谨先选素稔者略述之，其余侍后再为拜续。近年来，体气日衰，视眊耳聩，力不从心，幸得早年弟子徐慎庠贤契热情协助整理，盛意心感，书此志念。

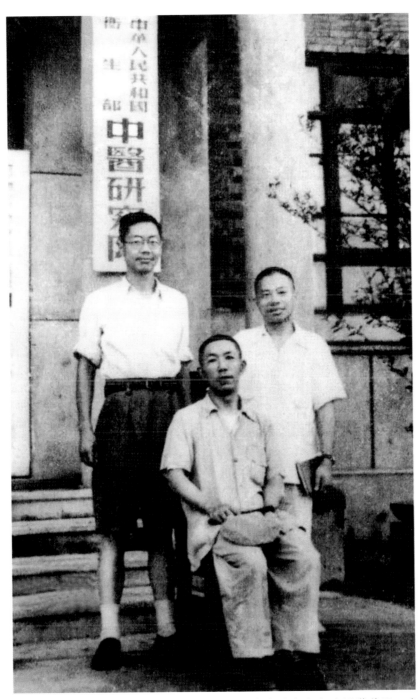

1956年7月敬侍章次公老师摄于中国中医研究院（右立者为同学萧熙，左为朱良春）

發皇古義

融會新知

良春賢弟鑒之

章次公戊寅年

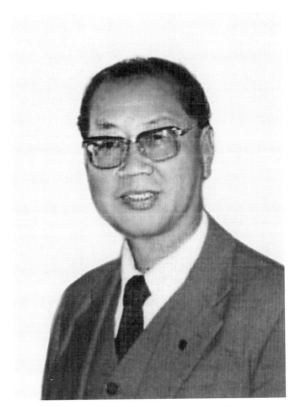

朱良春先生摄于1986年（70岁）

弘揚先賢偉績
振興中醫學術

九二更生喜為
己巳冬

弘揚岐黄
传承薪火

贺《朱良春
全集》梓行

陈竺

二零一五年
七月二十三日

全国人大常委会副委员长陈竺院士题词

發揮朱氏學術淵源

之基礎為造就一代名醫

以顯示中醫藥學的治

病優勢屹立于世界

祝賀朱良春中醫藥研究所創建

壬申年菊月 呂炳奎

原国家卫生部中医司司长吕炳奎题词

祝

朱良春春医学全集立版

良医良师倩新火

春风春雨育英才

二〇一五年春

邓铁涛敬贺

国医大师邓铁涛教授题词

青囊潜志七十载

仁术泽被万家春

百岁寿星勤著述

安度天年福临门

朱老於九十九高龄尚勤於笔著之整

理祝其养生有术为国家多作贡献

广州邓老路志正正 二〇一五年中秋 享度九十五岁

国医大师路志正教授题词

發皇古義憑底氣

融會新知不染塵

薪火相續明艷屬

章門立雪到朱門

為朱良春醫學全集出版題

諸國本

原中国中医药管理局诸国本副局长题词

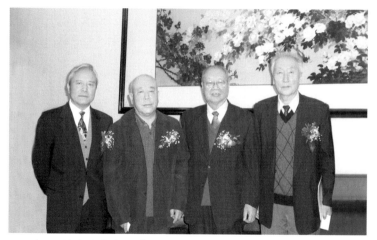

2005年11月在北京参加第二届中医药发展大会前与原国家卫生部
胡熙明副部长（左二）和国家中医药管理局田景福（右一）、诸
国本（左一）副局长合影

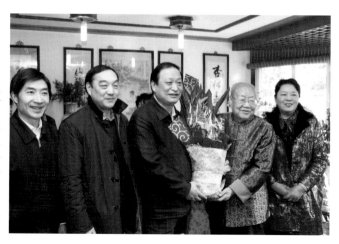

2014年2月15日，国家卫计委副主任、国家中医药管理局王国强局长来到97岁国医大师朱良春教授家，亲切看望朱老。同来探望的有：江苏省卫生厅陈亦江副厅长、南通市政府朱晋副市长、南通市卫生局王晓敏局长等省、市领导

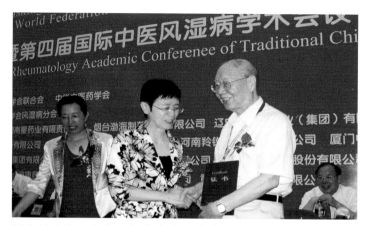

2010年8月，佘靖会长向朱老颁发中华中医药终身荣誉奖

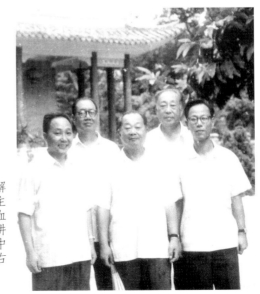

1978年9月在解
放军157医院主
办的"全军活血
化瘀学习班"讲
课后合影（前中
为姜春华、后右
一为张海峰）

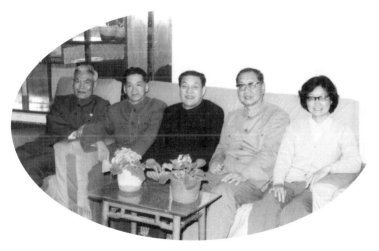

1985年，在安徽讲学
后，与董建华（中）、路
志正(左二）、焦树德
（左一）三教授和女儿朱
建华合影

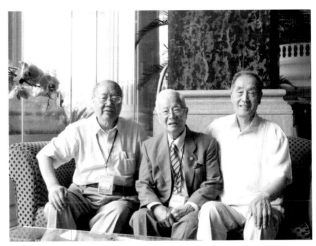

2005年6月著名中医学
家任继学、邓铁涛、
朱良春三老在南通召
开的中国首届著名中
医药学家学术传承高
层论坛期间聚首畅叙

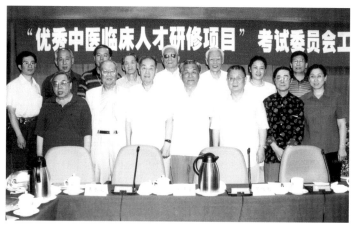

2003年参加国家中医药管理局"优秀中医临床人才研修项目"考试委员会工作会议

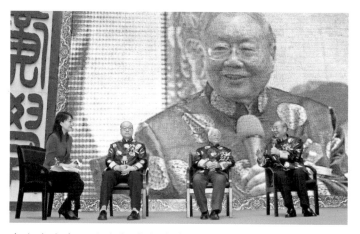

在广东省中医院名师带高徒结业仪式上，邓铁涛、唐由之、朱良春三位导师登台接受中央电视台节目主持人洪涛的访谈

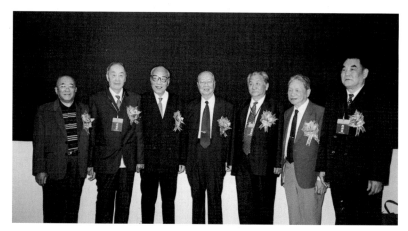

在广东省中医院带徒讲学后合影。左起石仰山、任继学、颜德馨、朱良春、吉良晨、陈可冀、罗京官等教授

出版说明

在党和政府的高度重视下，中医药事业已步入全新的发展阶段。传播其优秀的传统文化内涵、总结整理著名中医药专家的学术思想及独特的、行之有效的经验，成为该阶段重要的工作之一。朱良春教授是我国著名的中医药学专家，首届30名"国医大师"之一，也是首批全国继承名老中医药专家学术经验导师。朱老为医精勤，著作等身，但因其作品分散于上海、江苏、山西、湖南、北京等地出版，不便后学者完整系统地研习。我社也曾在2006年出版了《朱良春医集》，但只整合了朱老的部分心得集验，大量关于医理医论治验方面的作品因篇幅所限未予收入，另由于出版时间仓促，全书在结构、规范等方面都留下些许遗憾。时逾10年，朱老在临证中又积累了相当的经验并结集成新的文章及著述，也因时有新感悟和新启发而对旧作提出了修订、增补的需求。尤其是对中医临证有很大借鉴及指导意义的有关朱老的医案类文献还从未整理出版过，遂议出版《国医大师朱良春全集》（以下简称《全集》）一事，将新作旧义汇成一部，以飨读者。

《全集》共十卷分册出版，依次为《医理感悟卷》《临证治验卷》《用药心悟卷》《常用虫药卷》《医案选按卷》《杏林贤达卷》《薪火传承卷》《养生益寿卷》《良春小传卷（附年谱）》《访谈选录卷》。其中《医案选按卷》《养生益寿卷》为朱老新作，其他各卷收录自《朱良春医集》（中南大学出版社）、《朱良春虫类药的应用》（人民卫生出版社）、《走近中医大家朱良春》（中国中医药出版社）以及部分报刊杂志新发表的论文和采访报道。对中医药事业赤诚对学术认真对读者负责一以贯之的朱老，不仅逐字逐句地修订旧文，还夜以继日地撰写新稿，年近百岁高龄的老人就是这样以"知识不带走，经验不保守"的高尚情怀为《全集》而殚精竭虑。责任编辑则按现行学术规范对其进行全面梳理并统稿完善。总体来说，《全集》齐集了朱良春教授从医80年的重要著作，对其学术思想、治学理念、临证经验、科研成果以及医德医风等作了全面系统的总结提炼，较《朱良春医集》而言收录更完整、内容更广泛、编排也更合理，堪称集朱老学术之大成。

此外，《全集》也是首次从侧面悉数展现了一代名医的成长轨迹和心路历程。朱老是目前学界唯一一位僻居地市一隅却名闻天下的中医大家，被誉为"朱良春现象"。而探究这一"现象"背后的成因，恰是践行了当今提倡的"读经典、做临床、跟名师"名医培养模式的结果。朱老一生勤求古训，师古不泥，博采众长，济世活人，孜孜不倦，为中医药事业的传承与发展作出了巨大的贡献。因此，《全集》不仅对繁荣中医学术、积累中医文化有重大的意义，更是一部研究与探求中医药人才培养方式的文献通鉴，对中医药人才的储备与建设提供了实例，这对指导青中年中医的成长有一定的现实意义。由此，我们不仅希望藉由《全集》的出版保存名老中医的宝贵财富以丰富中医药宝库，更祈盼能为探索中医药学的前进方向和人才的培育模式提供借鉴，贡献绵力。

然而，正值《全集》中的《医理感悟卷》《临证治验卷》准备付梓,《用药心悟卷》《常用虫药卷》清样也经朱老亲自审订,《杏林贤达卷》《薪火传承卷》《良春小传卷(附年谱)》《访谈选录卷》各卷书稿修改、撰编工作业已完成正待配图之际,于2015年12月13日,朱老不幸因病仙逝。为此,我们感到十分痛心和惋惜!对朱老不能亲自见证这一巨著的面世深表遗憾和歉疚!好在,老先生辞世前已见到《医理感悟卷》《临证治验卷》两卷的打样书,这恐怕是目前唯一的一丝安慰。先生在病榻前分秒必争,不仅审定完样书并增订补遗,对其余六卷《用药心悟卷》《常用虫药卷》《薪火传承卷》《杏林贤达卷》《良春小传卷(附年谱)》《访谈选录卷》也已定稿完成,这份敬业精进的精神无不让人动容与钦佩!在此,中南大学出版社全体参与《全集》出版的工作人员谨向朱老致以最崇高的敬意!他老对中医药事业的这份执着付出与初心是吾辈后学之典范!我们更要衷心地感谢朱老及其门人子女对《全集》出版工作的理解和大力支持,他们为此付出了辛勤的劳动和大量心血。朱老辞世后,其子女门人承受着巨大的悲痛接过重任,细致耐心地全力完成后续工作,实现先生遗志,可敬可佩!而今,请允准我们藉《全集》以寄托哀思,附此志念,告慰朱老!

同时,还要感谢人民卫生出版社、中国中医药出版社等中央级出版单位的配合与帮助,使《全集》收录的作品更为完整。我们虽竭尽全力保证《全集》的学术品质,但仍可能有疏漏、遗误之处,祈望读者斧正,在此一并致谢!

中南大学出版社

2016年5月

目　录

皇古融新，卓然自立

——从章朱学派看《朱良春全集》

（序一）

孟庆云

在近现代中医学术史上，朱良春教授可谓是最享师承之福的大师。他是名师之徒，又是名师之师。他的老师，就是那位倡"发皇古义，融会新知"的章次公先生。他的弟子很多，其中的何绍奇、朱步先、史载祥教授等人，已是行医海内外，医名隆盛的临床家了。是他们以精诚的仁心仁术，自辟户牖创立了以皇古融新为旗帜的章朱学派。

人生就是经历与感恩。今年已经九十九虚岁的朱良春教授，最令人击节敬佩的，就是他在经历、品德、学识几方面都推至臻备。近日阅读朱良春教授颐年集篇隽献的《章次公医术经验集增补本》和《朱良春全集》，读后心向阳光催律动，令人敬仰不止。

章次公先生是近现代中医的一座高山，德艺高乘。弟子朱良春大师尊许勉学，笔底含情，悉心整理完成了乃师名山大业。而良春教授不唯垂绍，弥重推出，在辉煌中自己也耸立为一座峻丽的奇峰。我们看到，由良春教授整理的这部经验集，章次公先生之超越及其临床之卓绝尽在书中，主要有以下几点。

是终结了丅余年来的伤寒温病之争，做出了历史性的提升并具有方法论的意义。宋以前一直循《内经》"今夫热病者，皆伤寒之类也"，指认仲景六经辨证系以寒为病因统概外感。金之刘完素有所突破，言"伤寒是热病"，把热性病全归于火热之邪。元明之交的王履则寒温分立，言"伤寒自是伤寒，温病自是温病"，主张寒温分治。明末大疫流行，吴又可创"戾气"说，撰《温疫论》。清初叶天士以"温邪上受，首先犯肺"立论，创卫气营血辨证，后吴鞠通又针对温热病创三焦辨证。由是而从宋代以降，外感热病就有伤寒派、温病派、温疫派，特别是围绕寒和温，既有病因病性之争，也有治法之争，不曾消歇。甚至伤寒学派中尚有陆九芝的伤寒统温病派，温病学派中又有杨栗山等人的温病统伤寒派。章次公先生伤寒师从曹颖甫，温病师从丁甘仁，又博览群籍，对《伤寒论》《千金方》《外台秘要》《普济本事方》《世补斋医书·广温热论》等用力尤勤。他在自己的临证实践中积累了许多以伤寒经方和温病时方论治传染病的经验，并指出"叶天士等总结前人的理论与经验，阐发温病学正是对《伤寒论》的发展"，慧识寒温一体。伤寒六经、温病卫气营血和三焦是三种不同的辨证方法，其病种和病因以辨证为要务，脱却了历代以来的门户之争，冶寒温于一炉。他在总结三种辨证纲领的共性时，尤其重视病期（各阶段发病时间及病程）和维护心力。次公先生的这一炯鉴，已为当代外感热病病证论治之理则，也载入了现代医学《传染病学》中。

二是开创了中药临床实用药理学。先秦以还，中药循《墨子·贵义》"药然草之本"之论，中药概称"本草"，以其气立和神机同为元气，借药物之偏以调病盛衰为治。从《神农本草经》至清末民初，遗存的本草著作的目录就近900部，载药味9000余种。其中有综论药性、药源、用法、组方者；有注疏《神农本草经》者，如陶弘景《本草经集注》、缪希雍《本草经疏》；有颁行为药典者如唐代苏敬等人的《新修本草》；有百科全书式的《本草纲目》；也有侧重植物基源考辨的清吴其濬的《植物名实图考》，以及释义药性、取向简要的《本草备要》《本草从新》，等等。至清末，在药肆中，"本草"始称"国药"，后称"中药"，以有别于西药、东药，精进了"本草"。当时对中药的功效，又从临床和实验方面积累了很多新知识。章次公先生首开病机论药性之先河，并以明晰精减、适应教学之需，在20世纪20年代就编著了《中国药物学》(简称《药物学》)4卷，后来不断补充为6卷，在他执教的上海中医专门学校、中国医学院、新中国医学院和苏州中医专科学校讲授。他的《药物学》突破了《本草纲目》的概念模式和分类，又大异于李东垣的《用药法象》，是以临床为主旨，在对每一种药物的原植物、产地、入药部分、性味、主治、近世应用、炮制、用量、著名方剂、前代记载、近人研究，以及东洋学说等详细介绍之后，他突破了四气五味，以病机药性为重点，突出最佳主治。例如石菖蒲涤痰开窍，夜交藤引阳入阴，龙骨潜阳入阴，每种药之后都有编者按，着重说明该药的应用方法和自己的使用经验。论述简要，有裨实用，诚如他在自叙中所概言："撷其精华，汰其浮辞，旁取日本，远采欧西，剪辟宋元以来肤廓之论，发扬古医学之学效研究生药，以广种植，苦心孤诣，另辟蹊径。"此书发前人之未发，补古人之未逮，他以此勾勒出现代中药学的框架，时至今日，也以其理论和实用价值堪为中药学之佳构。

三是对辨证论治的理论突破与演进。辨证论治的提高与突破，是中医学者们的事业性永恒课题。就思维方式而言，他主张运用逻辑，晰清因果以突破"医者意也"。国学大师章太炎先生当指引他学习印度的因明学。因明学是古代印度哲学，后来被纳为佛家通学的科目"五明"之一。五明即内明、因明、工巧明、医方明、声明。因明学是关于推理、论证、辨识之学，即逻辑学。章次公先生用因明学的方法研究仲景的辨证方药体系，结合自己对辨证论治的理解，认为因明与辨证论治思维多有契合之处，称赞道："学问极则在舍似存真，因明一学，乃印度教人以辨真似之学也。"他将因明运用于临证，每一病人必索出主证主因，按此逻辑推理而用药，他医案的按语都是按因明的轨式来书写的。这实际上是对张仲景《伤寒论》及辨证论治奥妙的一大破解：辨证论治之所以能够理法方药一线贯穿，原因在于有其内在的逻辑。次公先生在20世纪30年代即倡导"双重诊断，一重治疗"，可谓孤明先发。他主张运用中医之八纲及六经、卫气营血、三焦等各种辨证纲领，兼采西医诊断方法，既有中医诊断，也有西医诊断。正因于此，其辨证论治，才戒"有是证用是药"之偏。一重治疗就是作为中医，一定要采用中医的中药、针灸等治疗手段以施治。他强调疗效，要求一般病证必须3剂见效，这是他在实践中的体悟和选择。他是从中西医学的特点和互补性而有此认识的，这使中医学在临床上见之明而治之勇，是辨证论治规范的一大发展。

四是超然胆艺、智圆行方的医案。中医学重视医案，形成了传统、具有教学承传的特质。章太炎先生曾说："中医之成绩，医案最著。"医案有如《易》之验辞，"医有按据，尤事有征符"。对于学术体系而言，医案是传递经验、启迪思维的读本。案主的学术胆识、品德、心态皆历历在目。但也有负面者，如纪晓岚在《四库全书总目提要》中，曾批评"率多依托"的假医案，所以医案是案主品德的遗存写照。

章次公医案在行业中传播已久，其案例很多被援用于学人的论文之中及课堂讲述。1955年中央人民政府秘书长林伯渠，前列腺手术后呃逆连续10日不止，每日多至20余次，最长延续时间达90分钟，既不能进食，也无法休息和睡眠。经中国与苏联医学专家多法治疗无效，已下达病危通知书，经次公先生奇药奇法竟然转危为安，睡了一天一夜，进食稀饭后逐渐康复。这个故事曾有几位教授在课堂讲授过，听者皆"未尝不慨然叹其才秀也"。

医生司命，重在胆识。重病当用峻剂，医生对重证病人惧担责任，只能开个平和方，投"菓子药"。孙思邈说医生应"胆欲大而心欲小，智欲圆而行欲方。"次公先生对病人宅心仁厚，"见彼苦恼，若己有之"，敢用重剂担当危重，力挽垂危，章太炎称他"胆识过人"。案中以全真一气汤治肠伤寒并发出血，以大青龙汤重用麻黄，治大叶性肺炎已发生心力衰竭，等等。古往今来的名医各有风格，例如在伤寒派中，张简斋治病全用经方，而陈逊斋经方绝不加减，全用原方。甘肃的于己百先生，治病是"经方头，时方尾"。次公先生则是不论经方、时方、单方、草药，合宜而用，这体现了《灵枢·九针十二原》"任其所宜"的原则，而其具体何方何药用于何病何证，更是既擅高韵，又侥精思了。他以大剂量杏仁用为解痉药治胃溃疡；以一味蚕茧治小儿多尿症；把地方草药六轴子用于伤科镇痛；艾叶之用最为熟稔，用于解胃痛、止呕血、蠲泻痢、治崩漏。有一治痢疾的医案竟是小说《镜花缘》中的方子。他的处方笺上，都印有"博采众方"四字。这是仲景的垂训，也是他会通的风格。他对博采和会通进一步探索，概括出临证时当以"有成法无成病"的理念，走入"神用无方谓之圣"（《素问·天元纪大论》）的境界。

临床家们常说，阅读医案，在"接方"处最见切要。新诊时何以换方？何以增减药物？两次一对比，案主的意图和思维一目了然。次公先生的医案，在这点上交代最为清晰，堪称典范。可在一两味间识妙变之巧。例如《暑湿、湿温》[案10]，系虚人病湿温。湿热日久，化燥化火，气阴不足，脉来糊数，神识昏蒙，垂危待毙。从第十二病日接诊治疗，第五诊时用附子、党参振奋阳气，第六诊后始用高丽参，皆与大队养阴药同用，取阳生阴长之意，而无灼阴伤津之弊，九诊而愈。次公先生书案，有述原因者，有引古人语者，有述主诉及诊疗目的者，有述鉴别诊断者，有述治疗转归者。已往，有名医将误诊误治的案例集成《失手录》之类，然不曾刊刻。次公先生将自己失败的医案详述始末，汇编成《道少集》与《立行集》，不仅成编，还在课堂上与同学们一起讨论。医学，作为一门可能性的科学，误失在所难免，从对待"失手"的态度中也可见其心胸。次公先生说："对待别人固可隐恶扬善，若以对待他人之法而原谅自己学术上之错误，此必沦为无行之庸医。"从书案的形式看，他的医案最能体现中医医案的传统：实用性和选择论，这大异于西医病历以搜索论为指规者。其医案文字之简炼、救贫贱之厄折射其人格。虽然他为中央主要领导诊病，但他不以病案标引贵游，自高荣誉。他批评那种"好药不贱，药少不灵"的认识，方子用药少而精宜，每个方中都有直捣黄龙的药物。正是见证得药、见药识证、以类用药、指掌皆在的风格，是"方中有药"的典范。汉代王充在《论衡》中说："事莫明于有效，论莫明于有证。"他治病的疗效全展现在医案中，案如其人，精干务实，是一部治验擅胜、托庇福人的著作。

五是自树旗帜，创始了"发皇古义，融会新知"的临床学派。次公先生对中医学的发展有超前之悟。世其业的章次公对中医大业的发展有笃厚的使命感，这造因于他的学识，太炎先生的教益，乃至颜真卿书法濡润的品藻。士志于道，他开始在临床的同时教学授徒，和弟子一起创立学派，同时彰显他对中医学发展的殷念。

他毕业后在行医治病的同时，先是在上海中医专门学校留校任教，后又在中国医学院、新中国医学院、苏州国医专科学校授课。1929年，他和徐衡之、陆渊雷共同创办的上海国医学院，题写了"发皇古义，融会新知"八个大字，作为学校的校训，也是自己的座右铭，并成为他的家法师法。

"发皇古义，融会新知"，是对孙中山先生"发皇中华学术，恢复先民技能"的彝训在时空要素的引申光大。可谓扬古创新，苞新统故，不论中医西医东医，科学人文，乡邦要籍，民间单方，唯学用之。此发展观，在当世就"是以世人之语者，驰千里之外"。时至今日，不仅对于中医，在文化上也是永恒的至真名论。

《资治通鉴》谓："经师易遇，人师难求。"以医为道之大者，得人乃传。朱良春大师为朱熹后裔，朱家老祠高悬"闽婺同源"的匾额。他幼读私塾与小学、中学，因患病而喜医学医，先拜在孟河御医马培之之孙马惠卿门下，从读经背诵学起，之后诊脉唱方抄方，听老师进诊讲方。一年后报考苏州国医专科学校，又一年后因抗战爆发，校长介绍他到上海中国医学院继续完成学业。就是在这里，师徒望道相见，一个得人传，一个敏求师，手足砥砺，共同开创了以"发皇古义，融会新知"为标格的章朱学派。

在近现代医学史上，这双星同璧的两位大师太灿然卓如了。两人学路相同，都殊重人品医德，都业绩昭昭，特别是在智略特长上都口碑传信。在学路上，都有私塾、院校、拜师的经历，又都曾执教于院校，教学相长。章朱皆艺从高师。次公先生自幼随父练武习文，之后入上海中医专科学校。他服膺并受其亲炙的教师，是大刀阔斧、风格泼辣的经方家曹颖甫和纤巧缜密的丁甘仁，他以此形成了辨证准确、用药泼辣的临床风格。他还是学问博大精深的章太炎的弟子，出于对太炎先生的敬仰，取"次公"为字。章太炎生于医学世家，曾向黄体仁习医，尤嗜仲景之学。章太炎曾篆书一联语赠次公："嗜学当如食鸡跖，解经直欲析牛毛"，抬头为"书赠次公"，落款为"宗人章炳麟"，可见师生情深谊厚。朱良春因苏州国医专科学校停办转入上海中国医学院，转学后即拜次公为师，除医学外，也读文临帖。1938年从上海中国医学院毕业后，章次公将一方寿山石印章赠给他，印章镌文曰："儿女性情，英雄肝胆，神仙手眼，菩萨心肠"以为勖勉。清人唐甄在《潜书·讲学》中称："学贵得师，亦贵得友。师也者，犹行路之有导也；友也者，犹涉险之有助也。得师得友，可以为学矣。所责乎师友者，贵其善讲也。虽有歧路，导之使不迷也；虽有险道，助之使勿失也。"按学统，亲传业者称弟子，弟子复传于人为门生。他师徒二人遵之超之，良春敬次公如父，次公写信称良春为"世兄""贤弟"，一个对老师推服至极，一个视弟子为得人乃传的知己。师生之谊，犹如明代王心斋之与王阳明，清代方仁渊之与王旭高，近人陈苏生之与祝味菊，都是学术史上的佳话。良春铭记老师一言一行，珍藏老师一案一信一照片，有此儒修相业，才能有一部《章次公医术经验集》。

两位大师都是义举赡富的高士。两人在民国年间开业行医时就以侠义闻名。穷苦病人不但免收诊费，还赠药赙金，次公被称"贫孟尝"，而良春有"侠医"之美誉。次公继承乃师太炎经世济民，识略超旷，以经史为功底，重实践治医，书法学颜真卿"正襟垂绅"，外感寒温一体，杂病学张景岳、喻嘉言、王旭高，为人耿直，不阿谀，不屈从。他治医的那个年代先是洋学（西洋、东洋）涌进，中医取消之论甚嚣尘上。中医虽危机重重，但中医愈危愈奋，办学创刊。中医界又有"容新""排新"之争，他遂确立皇古融新之志。20世纪50年代，次公先生受到国家重视，应召赴京任卫生部顾问、北京医院中医科主任等要职。然而在1956年，他发表的《"从太炎先生论中医与五行说"谈起》的文章，却遭来非常之诋毁。本来，五行说自古就有常胜派、无常胜派、灾异派、江湖派等诸派流变，医学五行也逐渐演化，如向二火二水、五水五火发展，并以亢害承制、命门等不断突破，古代就逐渐符号化了。次公先生立足于"扬弃"，亘古常新地对待五行，通合道理。然而在那个缺乏弹性的时代，指拨一弹便有曲弦立应，更有跟风浪进批人以鸣高者，龙头讲章，令人寡欢。但是，运不长厄，他毕竟是以其医术与学术曾与毛泽东主席彻夜长谈，被主席誉为"难得之高士"之人，高士依然。

1956年卫生部拟调朱良春进京到中医研究院工作，在调动过程中，省市两级政府再三挽留，朱良春因担任南通市中医院院长一职，实属"一将难求，暂难调离"，请求上级允许朱良春在当地发挥中医领导骨干作用，故奉调进京未能成行。"为报寰中百川水"，他在家乡展开了他彩色斑斓的人生。他临床佳效，闻名远近。学术多创新，继承有根脉，管理卓功绩，献身于桑梓。他率先倡导弘扬民间医药遗产，挖掘单方验方。他扶育的"三枝花"已经成为传奇轶事：即季德胜的蛇药、陈照的拔核丹和成云龙的金荞麦。在这个过程中，既研发了新药，创新了疗法，还兴办了药厂，更重要的是，把三名民间医生培养成了中医院的医生。季德胜蛇药，不仅擅解蛇毒，还用于治疗肿毒、脑炎和肿瘤。今日用半枝莲、白花蛇舌草等抗肿瘤，都始于此药的推广。他的南通市中医院1959年曾被评为"全国红旗单位"。对于辨证论治，朱良春早在1962年就在《中医杂志》撰文倡导辨证与辨病相结合，并指出辨证是绝对的，辨病是相对的。其在肝炎、风湿痹证等病的治疗上，都是导夫先路，以特色和创新引领学术。对于学人学术的发展，近代以来有一个"码头效应"，国外称"康道克效应"，就是在大城市的大医院大科研机构的研究者，能甫出重大成果和引领潮流。但置身南通的朱良春恰好是能突围"码头效应"而成为领军的一流学者，一如乃师，高士者也。

朱良春对章次公先生的继承可谓"至著者像也"。他们都遵家法师法尚医德，都办学校创刊物带高徒；学术上都倡言经典是基础，师承是关键，临床是根本；对于学术大道，都以"发皇古义，融会新知"为旗帜，以传统为自我，"欲求融合，必求我之卓然自立"；其学，旧中见新，新中有根；临证都病证结合，既博采众方，又创制新方，其用药犹如杜甫之"诗律细"；在辨证论治最后环节的用药上都以"专精细"见功，都是擅用虫类药和附子的高手。章次公先生以宗师发其端，朱良春大师广其行成集其医案，或编撰为专著。就是在这个传承过程中，朱良春中年以"学到知羞"为座右铭，而到白发丹心照汗青之际，他的座右铭是为"自强不息，止于至善"。至善在他们这已经是一个道担大任，任之其能的煌煌学派了。

然而，医学毕竟是随机转进，工巧推新。次公先生的志业，不仅在良春大师那里，以其学术的挺拔超迈，灿然巨章，岢派成芩，势为承传继荣的学派重镇。

而良春大师对老师的全面发展，更是多有创新。我们从《国医大师朱良春全集》中的10个分卷编目中，就可见其学术内涵的丰富：《医理感悟卷》《临证治验卷》《用药心悟卷》《常用虫药卷》《医案选按卷》《杏林贤达卷》《薪火传承卷》《养生益寿卷》《良春小传卷

（附年谱)》《访谈选录卷》。我们在这部全集中，可以看到良春大师的学脉中，除乃师次公先生的学术传承外，还有孟河、吴医乃至海派的细流。而其人品是由儒家朱氏家训、乃师次公家风及中医医德传统等民族精神所熔铸。他对于中医人才的成长，在多篇文章中论道"经典是基础，师承是关键，实践是根本"。他对中医学人才的成长，呼唤要突破四诊。古人所云："四诊合参，可以万全"，他以自己临床的感受则认为"四诊合参，也难万全"，以此重视"微观辨证"的运用。他是迄今把痹证源流诊治、理法方药阐述得最系统的医家，在治疗多种自身免疫性疾病上所获的卓效，多是他在国内外行医时所得，更是他深入研究"虫类搜剔"的结果，从《大戴礼记》的五虫到他的《虫类药的应用》，继承了张锡纯、恽铁樵及乃师章次公先生的成就，使他在这方面的理论、临床、新药研制上都有系列的创新成果。例如，他把水蛭用于风湿性心脏病、冠心病和卒中，他创制了健脑散、仙桔汤、益肾蠲痹丸、痛风冲剂、清淋合剂等著名方剂，在当代临床被广为运用。

朱良春大师如今可谓桃李满天下，这也是他的成就之一。除他从事中医药工作的16个子女、婿媳、孙辈（朱晓春、金光彩、朱胜华、蓝绍颖、朱建华、朱韧、朱婉华、蒋熙、朱又春、陈淑范、朱剑萍、郭建文、潘峰、朱彤、蒋恬、朱泓）和前文所言及的何绍奇、朱步先、史载祥等门人外，来自南通及广东、江苏、北京、上海、浙江、安徽、福建、河南、河北、湖南、湖北、山东、山西、新疆等20余个省、市、自治区，以及香港、澳门地区和美、英、新加坡等国家，经正式拜师的入室弟子百余名；短期研修、聆听讲学、私淑、遥从弟子不计其数，遍布海内外，可谓众矣。

"书之论事，昭如日月"，从宗师创学，到弟子门人承传光大，望之俨然。不论是《章次公医术经验集增补本》，还是《朱良春全集》，真知启人，正如泰戈尔所说，美好的东西不是独来的，它伴了许多好东西同来。《素问·气穴论》说："世言真数开人意"，这就是一部开人意的真数传品。

〔原载《中医杂志》2014年第20期，2015年5月略有增补〕

研精覃思，寻本开新

——祝贺朱良春老师期颐之庆暨《全集》梓行

（序二）

朱步先

　　我的老师朱良春先生是承先启后、继往开来的一代中医名家，先生沉潜治学、济世度人逾八十载，其寿弥高，其志弥坚，其学弥醇。躬逢先生期颐之庆，衷心喜悦，虔诚祝福，先生的风仪谦谦君子，先生的风华超群出众，先生的风范源远流长！

　　综观中国医学的发展史，每一历史时期都会涌现出杰出的医家，不仅能承继前人的精粹，而且能转移一时的风气，示来者以轨则，促进学术的繁荣与提高。朱师是继章次公先生之后，在我国医坛独树新帜，推动传统中医向现代中医转变的中坚人物。他精心研究，深入思考，从经典及历代名著中抉取精华，躬身实践，推陈出新；他提出辨证与辨病相结合的主张，将中医的整体观点、辨证精神与西医学对"病"的认识结合起来，从而为中医的诊断与治疗开辟了新境；他对虫类药的应用致力颇深，见解独到，拓宽了药用领域；先生"博涉知病，多诊识脉，屡用达药"，对类风湿关节炎等顽疾的治疗取得了突破，创立的新方风行于世；其治学客观的态度、求实的理念、严谨的风格充分体现了现代的科学精神，为后学指示了门径。兹将朱师的生平与学术思想简述如次：

1

一、本诸传统，融合现代

朱师乃江苏镇江人，后徙居南通市。1934年，先生赴江苏武进孟河学医，师事马惠卿先生。孟河在清代名医辈出，其中费（伯雄）、马（培之）、巢（崇山）、丁（甘仁）最为著名，史称孟河四大家。他们或以平淡为宗，或以绵密见长，或以轻灵取胜，是不悖规矩准绳而自立门户者。马师乃御医马培之之裔姪孙，家学渊源，根基深厚，在传统精神的熏陶下，先生打下了扎实的基础。马师珍藏马培之的日记《记恩录》和手书方笺，先生得以观之，获益良多。初入门径，先生有此际遇，堪称胜缘。

医一理一感一悟一卷在孟河经过一年多的学习，先生不以此为满足，考入苏州国医专科学校继续深造。抗战开始后，又转入上海中国医学院，师从章次公先生。斯时沪上新风乍起，以章次公为代表的医家引领潮流，主张中医革新。在西医学传入我国之际，立足传统，兼采西说，倡导"发皇古义，融会新知"，引起学界震动。章先生曾受经方大家曹颖甫的亲炙，对仲景之学有深入的研究，又受到国学大师章太炎先生的影响，治学严谨，朴实无华，言必有据，信而可征。不迷信，不盲从，独立思考，截伪续真，使中医学理论体系、证治方药建立在严密的逻辑之上。在今天看来，章先生研究中医运用的材料是古代的，而方法则是现代的，为传统中医向现代中医转变开辟了道路，作出了历史性的贡献。在沪上学习期间，朱师除在章先生处每日侍诊半天外，还在上海红卍字会医院门诊工作半天，直至1938年毕业回南通开业。以后的岁月证明，朱师承继了章先生的治学方法与理念，并进一步发扬光大。

朱师是张仲景"勤求古训、博采众方"的忠实实践者，上自《内经》《神农本草经》《伤寒论》《金匮要略》等典籍，下及叶、薛、吴、王和近代名家的著述，无不悉心研究，发掘其中的精义。他对张景岳《类经》十分推崇，认为张氏彰明经义，论述精辟，可资实用。又折服孙一奎《赤水玄珠》，认为孙氏引证广博，学验俱丰。他很欣赏清人俞根初《通俗伤寒论》，认为这是绍兴伤寒派的代表作，不仅为热病立法立方，且是一部很好的内科学。读该书兴至，他随笔写下批注。他很留心前人的医案，认为医案是实践的记录，可窥医家之功力、临证之心法，为今日之借鉴。例如他对同乡先贤蒋宝素《问斋医案》评价颇高，曾指导我对蒋氏的学术思想进行研究，并特别留意书中所载《椿田医话》的一些效方。

先生胸襟博大，视野开阔，治学兼收并蓄，他平时注意搜集民间验方，从中汲取丰富的营养。他的处方不拘一格，有经方之规矩，时方之灵动，还常把一些民间验方乃至刚发掘出来的草药加进去，出奇制胜，往往收到意想不到的效果。他认为学问应当与时俱进，一贯重视对西医学的学习，力求中西医的逐渐沟通与结合。已故中医学家姜春华先生说他"中西理论湛深"，当为至评。先生很推崇张锡纯，乐用张氏效方，我以为先生的革新精神与张氏是相通的。

二、精研典籍，化古为今

传统医学具有继承性，没有继承就没有发扬，而学好经典著作，则是必备的基本功。先生反复强调："经典是基础，师传是关键，实践是根本"，谆谆教诲，用心良苦。

中医学的根基在于经典著作，后来医学的发展源于经典。它揭示了中医学的内在规律，示人以规矩准绳，并经得起实践的检验，古人以为如日月经天，江河行地。譬如我们言人的生理、病理离不开阴阳；言疾病的发展、变化莫逃乎六经，故经典为后人所宗。但经文的含义又不是一成不变的，不同时期的医家都可以加以演绎，赋予新意。例如《伤寒论》的六经，与《素问·热论》六经主证不同，说明仲景对六经的含义另有悟解，这就是一个有力的证明。不变中有变，变中有不变，学者当知通权达变。

在现代科学技术日新月异的今天，我们研读经典不是发思古之幽情，而是探寻中医的本源，从中获得启示，破解今天的难题。例如先生根据《内经》"肝开窍于目"之说，用养肝明目之品治疗视神经萎缩、眼底病变；根据《神农本草经》菴䕡子主"五脏瘀血，腹中水气"，用其治疗肝硬化腹水；根据《神农本草经》泽泻"久服耳目聪明……延年……轻身"之说，用其降脂减肥、延缓衰老，等等。

《神农本草经》凝聚了先民识药知性的智慧，为仲景制方用药之所宗。陶弘景谓："此书应与《素问》同类，但后人更多修饰之耳。"（《本草经集注》）是以后之研究本草者奉为圭臬。但学习《神农本草经》，非潜心研究、反复体验难明其奥。例如热痹的处方用药，《神农本草经》给人以启发。《素问·痹论》以"风寒湿三气杂至，合而为痹"，据此推勘，温散、温通、温化应为大法。《神农本草经》所载，味苦、性寒的地骨皮、天冬，一主"周痹风湿，久服坚筋骨"，一治"诸风湿偏痹"。味甘性平的石斛，能"除痹下气"，盖风能化热，湿能化燥，苦以坚之，寒以清之，甘以润之，无不可用于热痹的证治之中。不仅此也，味辛性寒的磁石，《神农本草经》亦称其主"周痹"。何谓周痹？《灵枢·周痹》："周痹者，在于血脉之中，随脉以上，随脉以下，不能左右，各当其所。"乃邪在血脉之中，与正气交争使然。因其随血脉周遍于身，故曰周痹。磁石辛通关节，寒以清热，又能坚筋壮骨，故可用之，而其所主之周痹当属热痹无疑。然而，朱师在此基础上有了新的发展，他用咸寒的寒水石以疗热痹，并认为其功用胜石膏一筹。盖石膏能清气不能凉营，寒水石能清血脉中之热，与《灵枢》"邪在血脉之中"之旨吻合，这确属别开生面，是一个创见。在他自拟的"乌桂知母汤"中，以寒水石伍知母，配合桂枝、制川乌、制草乌以疗热痹，收气营两清、宣痹通络之效。何以要咸寒配合辛温？盖痹证多夹杂之邪，热中有化而未尽之寒，络中有伏而未透之热，正宜寒温兼施，两调其平。至于临证之际，如何视寒热之多寡，病证之进退，权衡寒、温药量之孰轻孰重，又在医者审时度势，随机应变了。

从辛温到苦寒、甘寒、辛寒，乃至咸寒，又以咸寒与辛温并举，朱师发展与丰富了痹证的证治，给后学启迪良多。时至今日，经典依然如源头活水，为医者创新提供不竭的灵感，显示了强大的生命力。

三、辨证辨病，开辟新境

"证"是中医学特有的概念，是在疾病发展过程中对其脉证进行综合分析、去粗取精、去伪存真而概括出来的诊断结论。中医学强调辨证论治，随证立法，因法制方用药，体现了理法方药的一致性。但由于历史条件的限制，古人对微观的"病"认识尚嫌不足。章次公先生云："仅靠目察、耳闻、口诘、指按，很难推断出绝对无误的实证。"这里的"实证"，意指真实可靠的凭据。因此要借助现代的诊断方法以济其不足，任何臆测与悬揣都是不可靠的，唯此实证精神才能推动中医学的进步。

早在1962年，先生就提出辨证与辨病相结合的主张，并就此撰写专文，发表于《中医杂志》。这不仅与章先生提出的"双重诊断，一重治疗"一脉相承，也更具体、更深化了。嗣后，这一主张为学界普遍认同，蔚成风气，这为传统中医的诊断模式注入了新的内容。临证力求确诊，避免误诊与漏诊，医者也能从"证"与"病"的不同角度来探寻病源，知其所以然，也为疗效的判断提供了客观的指标。这一主张带来了处方用药的革新，不仅针对证候，还可以兼采针对"病"的特效药灵活组方。通过反复的实践与验证，从个性中发现共性，为科研与开发新药提供信息与资源。

但是，辨证论治是中医学的精华，如果仅辨病不辨证，或在辨病的基础上分几个证型对号入座，就会把活生生的辨证变成僵化的教条，导致中药西用，不利于中医学的发展。事实上，不仅古人不能知今病，即便今人也不能尽知今病。朱师精辟地指出："辨证是绝对的，辨病是相对的。"辨证与辨病相结合乃是辨证论治的再提高。先生曾治一纺织女工，患子宫内膜异位症（异位至肺部），前医曾误诊为肺结核、支气管扩张，迭治乏效。根据月经闭止，每月咯血五六日，颧红掌热、口干咽燥、腰酸腿软等见症来分析，断其病本在肝肾，累及冲任。缘水不涵木，气火冲激，冲气上干，损伤肺络使然。及时采用滋肾养肝、清肺凉血、调理冲任之剂，连进十剂，月经即循常道而行。又如一肾盂肾炎患者，腰酸、低热、尿频，尿检红细胞时轻时剧，长期采用清热、凉血、通淋之剂未能根治。舌质红，脉细弦而数，先生认为肾阴亏损，瘀热逗留，故予滋阴益肾、泄化瘀热之剂，五日症情改善，十日而趋稳定，继用六味地黄丸调治而愈。可见不知"病"则心中无数，舍弃辨证则治疗无据，肯定或否定"病"和"证"的任何一方面都是片面的、不完善的，只有将两者结合起来，探索临床证治的规律才能相得益彰。

四、识见精邃，创立效方

方剂不是药物的杂乱堆砌，而是建立在严密的法度之上的。章太炎先生云："知药不知方者，樵苏之流也；知方不知法者，药肆之技也。"（《医术平议》）深谙药性，明乎法度，紧切病证，药无虚设，效方始立。

一般说来，疾病的初起以祛邪为急；中期正气渐伤，扶正与祛邪兼顾；末期正气已衰，扶正固本是务。然而先生治疗痹证，认为"即便初起，也要充分顾护正气。"其治风湿痹痛始作，一般不用防风汤、羌活胜湿汤之类，自拟"温经蠲痛汤"（当归、熟地黄、淫羊藿、桂枝、乌梢蛇、鹿衔草、制川乌、甘草），及早采用益肾通督、强筋健骨之品，打破常规，识见不凡。这使我联想起清代医家周学海"新病兼补久病专攻"之论，周氏云："新病邪浅，加补气血药于攻病中，故病去而无余患。若久病正气受伤，邪已内陷，一加补药，便与邪值，而攻药不能尽其所长矣。"（《读医随笔》）风湿痹证初起，邪未内传，脏气未伤，骨质未损，朱师及早运用扶正之品，正是周氏"新病兼补"之意；后期脏气已伤，病邪深入骨骱，朱师用虫蚁之品搜剔，正是周氏"久病专攻"之意。其经验与识见与周氏何其相似！智者所见略同，信然。

朱师的处方用药体现了辨证与辨病相结合的思想，创立的新方形成了鲜明的风格。如以养正消积法治疗慢性肝炎及早期肝硬化的"复肝丸"，以益气化瘀法治疗慢性肾炎之"益气化瘀补肾汤"，以健脑灵窍法治疗脑震荡后遗症、老年痴呆症之"健脑散"，以消补兼施、通塞互用法治疗慢性痢疾及结肠炎之"仙桔汤"，等等，均历验不爽，可法可传。仙桔汤由仙鹤草30g，桔梗8g，乌梅炭、广木香、甘草各4.5g，木槿花、炒白术、白芍各9g，炒槟榔1.2g组成。方以仙鹤草、桔梗为主药。仙鹤草味辛而涩，有止血、活血、止痢作用，别名脱力草，江浙民间用治脱力劳伤有效，具强壮作用。此方用之，取其强壮、止泻之功。桔梗一味，《金匮要略》排脓散用之，移治滞下后重，是此药之活用。木槿花擅治痢疾，《冷庐医话》赞其效著，此方取其能泄肠间湿热；久痢脾虚，取白术补脾助运；肠间湿热逗留则气滞，木香、槟榔调之；湿热伤营，白芍和之；久痢则下焦气化不固，少少用乌梅炭以固之；甘草调和诸药。合而观之，桔梗伍槟榔，升清降浊；槟榔伍乌梅炭，通塞互用；木香伍白芍，气营兼调。此方无参、芪之峻补，无芩、连之苦降，无硝、黄之猛攻。盖肠道屈曲盘旋，久痢正虚邪伏，湿热逗留，一时不易廓清。进补则碍邪，攻下则损正，正宜消补兼行，寓通于补方能切合病机。此类方剂与历代名方相较，毫不逊色。

先生对急性热病的治疗，提出"先发制病"的论点，旨在从各种热病的特性出发，见微知著，发于机先，采用汗、下、清诸法，从而控制病情的发展，达到缩短疗程、提高疗效的目的。如他擅用"通下疗法"治疗热病重症即是其例。在乙型脑炎极期，邪热炽盛，神昏惊厥，喉间痰如拽锯，有内闭外脱之虞。先生采用"夺痰定惊散"（炙全蝎、巴豆霜、犀黄、硼砂、飞朱砂、飞雄黄、陈胆星、川贝母、天竺黄、麝香），取巴豆霜迅扫膈上痰涎、开气道之闭塞、下胃肠之壅滞，配合全蝎熄风定悸、开痰解毒，伍入镇惊、清热、涤痰、开窍之品，以应其急。药后患者排出黑色而夹有黄白色黏液的大便，即痰消神苏，转危为安。不仅病在阳明可下，病在上焦亦可通闭解结，启上开下，给邪热以出路。先生用通下疗法意象超然。

8

五、多诊识脉，屡用达药

"博涉知病，多诊识脉，屡用达药"（《褚氏遗书》）为医者很高的境界，唯有通过反复的临床实践才能确切地辨识病证，深明药性，用之不殆，先生正是这样的临床家。

关于痹证，先生对舌诊、脉诊的临床意义作出这样的归纳："舌苔白腻而浊者为湿盛，宜侧重燥湿以通络；如兼见浮黄者为湿热，因浮黄提示湿将化热，当祛湿清热并进；苔白腻而质淡者为寒湿，可放胆用乌头、附子温经散寒；不论舌苔如何，凡舌质红者，均为阴虚、血热之征，需参用凉血顾阴之品；如舌边见瘀斑或衬紫者，均应加入化瘀通络之剂。在脉象方面，湿胜之脉，多沉细而濡；湿热之脉则缓大而濡数；脉浮缓湿在表，沉缓湿在里，弦缓为风湿相搏；虚弦为寒湿郁滞；脉沉而细为中湿、为湿痹、为阳虚；阴虚者多见弦细，有时带数；夹痰者每见濡滑，夹瘀者则见濡涩。"条分缕析，非积验历久者不能道。经过反复的实践，先生创制了"益肾蠲痹丸"以治顽痹。此方益肾壮督治其本，蠲痹通络治其标，以植物药与虫类药相结合，不仅适用于类风湿关节炎，且对慢性风湿性关节炎、强直性脊柱炎、增生性脊柱炎、坐骨神经痛等亦有确切的疗效。此方能调节免疫功能，增强机体抗病反应，阻止骨质破坏之进展，并使其部分得到修复，对类风湿关节炎这一医学难题是一个突破。

疼痛、肿胀、僵直拘挛为痹证的三大主症，先生畅谈其用药经验，值得珍视。例如疼痛，他认为风痛轻者宜选独活，阴虚血燥伍以养阴生津之品。游走作痛可用海风藤，重症则用蕲蛇，寒痛以川乌、草乌、附子、细辛温经定痛为要药。或单用，或并用，伍以他药，随证制宜。湿痛则以生白术、苍术、熟薏苡仁、制附子配合应用为佳。考《千金方》《外台秘要》等典籍，不乏以薏苡仁、附子相伍，治疗湿痹屈伸不利之良方，则先生的经验渊源有自。热痛可用白虎加桂枝汤随证出入，自拟之"乌桂知母汤"亦在选用之列。至于瘀痛，先生对虫类药研究有素，取蜈蚣、全蝎、僵蚕、虫之属，搜剔深入骨骱之痰瘀，通络定痛，更是得心应手。并认为生南星专止骨痛，值得引用。

章太炎先生有"下问铃串，不贵儒医"之说，朱师同样重视民间验方，注意发掘愈疾之特效药作为辨证论治的补充。如萹草之通淋利尿；虎杖之宣痹定痛；蒲公英之消痈散肿均历验不爽；一枝黄花之疏风清热，可供时感高热之需；接骨木之活血消肿，堪作痛风泄浊镇痛之用；豨莶草之祛风活血，移用于黄疸邪毒稽留之症；穿山龙之祛风除湿、活血通络，常用于类风湿关节炎、强直性脊柱炎、红斑狼疮等病证的治疗，等等。这些堪称点铁成金，神乎技矣。

遥想五十三年前，我还只是一个僻居苏北环溪古镇的失学青年，在那特定的历史环境下，升学无望，前途渺茫。因家学渊源，我立志学医，访求名师，至诚至切。那年经友人介绍，我拜先生为师，先生慨然应允，悉心指点，并为我进一步深造提供机会，使我受益终生。当年拜师未举行任何仪式，这一幕恍如昨日，如此方便恐今人亦难以置信。后我获知章先生接受门人不讲形式、不拘一格的佳话，始悟朱师承继了这一传统。以慈悲为怀，济世度人；以传道、授业、解惑为己任，乐于培育后生。智通无累，德高行远，唯此高尚的情操才有此非凡的成就，令人崇敬！多年来接踵前行，精进不懈。我从泰兴到北京，又从北京到英国牛津，在异国陌生的土地上，无间寒暑，不避风雨，顺乎自然，默默耕耘，让毕生钟爱的中医事业在海外生根发芽，开花结果。

值此新春佳节，获悉先生的《全集》即将付梓，心中满溢欣快之喜。因为这是先生从医80年来学术的结晶；是长期实践的积淀；是诲人不倦、毫无保留授人以渔的锦囊；是心血与汗水谱写的辉煌篇章。仁者之心，令人景仰；饮水思源，师恩永志！

先生居江海之滨，如南山之寿，是为遥祝！研精覃思，寻本开新，非先生孰能为之！

〔2015年春节于英国牛津〕

自　叙

作为一个人，来到人世，经过父母的抚育，学校的教育，社会的熏陶，逐步成长，勤奋学习，踏实工作，成家立业，为祖国、为社会作出一点贡献，留下一些痕迹，才不枉此一生，才不愧对先人。《左传》曰："人上立德（即做人），其次立功（即做事），其次立言（即做学问）。"旨哉斯言也，岂可忽乎！

岁月匆匆，流光易逝，瞬已虚度九九，从医八旬。为对医学生涯作一回顾，曾于2006年搜集历年所写有关文稿，辑为《朱良春医集》，由中南大学出版社出版，敬向关心、支持我的领导、同道、亲友进行汇报和致谢！承蒙各位赐予赞许，已印行6次，既感欣慰，亦感愧汗。迄今已近十载，有增辑之需。两年前中南大学出版社曾专程前来洽谈《全集》之事，由于杂务稽缠，一再拖延，嗣经编辑殷殷敦促，盛情难却，乃于去年着手整理、增益，但诸子女及门人只能业余协助，无法脱产，进展较慢。幸得出版社谅解，那就缓步而行吧！

近嗣经院领导热情支持，同意爱徒高想脱产半日，参与整理、校勘工作，同时女儿建华除专家门诊外，均致力书稿整理、校对工作，尽心竭力，附此志念。

时代在前进，科学在发展，中医药学术历史悠久，博大精深，

1

有其传承性、延续性的特点。前人的理论构建和实践经验，有无限的蕴藏，需要我们继承弘扬。在继承的基础上，通过实践，不断充实、创新，"以不息为体，以日新为道"，才能赋予更强的生命力。

　　基础理论来自书本，但更重要的，只有勤临床、多实践，才能提高诊疗技能和辨治水平，也只有通过思考、心悟，始能创新发扬。我从医80年来，一直遵循先严昶昇公"济世活人，积德行善"的嘱咐，先师章次公先生"发皇古义，融会新知"的教导，略有收获，不敢自秘，率和盘托出，奉献同道。但学海无涯，医无止境，诚如清顾亭林先生所言："昔日之成，不足以自矜；今日之获，不足以自限"，应争取做到"自强不息，止于至善"才是。故对旧作，酌予修订，益以近10年来之新作，以及门人之心得体会，近300万言，计分《医理感悟卷》《临证治验卷》《用药心悟卷》《常用虫药卷》《医案选按卷》《杏林贤达卷》《薪火传承卷》《养生益寿卷》《良春小传卷（附年谱）》《访谈选录卷》共10卷，装帧为一函。既可饱览全貌，又便于选阅、携带，聊作从医80载医学生涯的回顾与自省，以竟吾心。

　　承蒙有关领导、贤达赐予题词，不胜荣幸，衷心感谢！又蒙人民卫生出版社中医分社对《虫类药的应用》、中国中医药出版社对《走近中医大家朱良春》同意纳入《全集》热情支持，谨致谢忱！

　　愿倾有生之年为中医药事业之发扬光大竭尽绵薄，不妥之处，还乞指正。

虚度九九叟 朱良春谨志

2015年6月26日

国医大师／朱良春全集 自叙

2

《外科正宗》超凡发明　五戒十要传遍寰宇

——纪念陈实功先生诞辰460周年

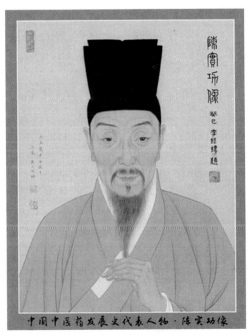

陈实功画像

中医外科起源久远，历代均有名家和著述，而以明代为最盛。因为明代的外科水平，在总结前人经验的基础上，向前大大迈进了一步，著述之富，论述之精，是历史难以比拟的。其中尤以陈实功贡献最大，其所著之《外科正宗》，更为全面而湛深，迄今仍不失为中医外科工作者的必读良书。今年是陈实功先生460周年诞辰，我们来讨论陈氏的学术思想、医疗经验和医德医风，是具有重大现实意义的，也是纪念他丰功伟绩的最好形式。

内主活人心，外悉诸刀圭，擅内外治法并重。
花甲之年著书，立"正宗派"中医外科

陈实功（1555—1636），字毓仁，号若虚，通州（今南通市）人。他幼年体弱多病，遂攻读《素问》《难经》《青囊》诸书，精研外科理论，创制外科手术器械，诸多发明，屡起沉疴，大江南北求治者甚众，南通、扬州两地之外科大症经其治愈者尤多，因这一带素称"鱼盐之地"，疮疡较为多见。由于他辨证精审，用药切当，巧施刀圭，屡奏殊功，所以在人民群众中享有很高的声誉，一直为远近病家所称颂。陈氏在其所著《外科正宗·自序》中说："余少日即精研此业，内主以活人心，而外悉诸刀圭之法，历四十余年，心习方，目习症，或常或异，辄应手而愈。"这确非自诩虚夸之词，而是真实可信之谈。他孝友好善，饶置义宅，赈饥赡族；他修山路，建石桥，筑药王庙。他于明万历四十五年（1617）所著《外科正宗》，以"列症最详，论治最精"著称于世，其中所述医家"五戒""十要"，为世人所称道。由于该书理论密切联系实际，内治外治相结合，实用性和科学性很强，所以在他62岁完成这部书稿后，立即付梓问世。至崇祯四年辛未（1631），他76岁时重刻再版更臻完善。清乾隆五十年（1785）有张鹭翼重订十二卷刻本，咸丰十年（1860）有徐大椿评注刻本。《外科正宗》的正版、重订版、徐评版，据《中国中医古籍总目》辑录，这3种版本重刻（印）的次数分别为22次，24次，27次。另正版的馆藏抄本有4件，日本也有4次刻印的馆藏记录，可见其在海内外的影响程度。1949年新中国成立后，也多次印行了这部书，广为流传，在中医界影响很大。各地外科医生根据《外科正宗》的理论和经验，应用于临床的治验报道，不少是在原有

基础上又有了新的发展和提高。这说明陈氏的学术经验是十分珍贵的，"正宗派"中医外科无愧"正宗"之名，影响深远，成为中医外科学领域中的一支奇葩。

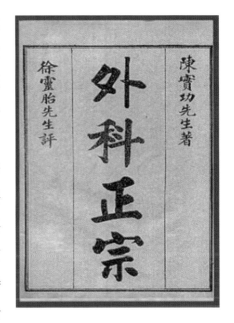

陈实功先生堪称明代外科宗师。他医文兼通，对明汪机《外科理例》、薛己《外科心法》等外科专著悉心研修，并密切结合医疗实践。他的学术思想针对外科的特点，每一病症均按综述、看法、治法、治验、主治方、应用方等进行叙述，建立一套完整的"理法方药验"的辨证论治、治必有效的外科学，是谓"正宗派"外科学术体系。

歌括释病证，易记启后生，创多种实用器械，学术临床并进，展"正宗派"外科特点

历代素有"医文一家"，所谓"十个秀才九个医"，深得医道的不乏其人。他的亦师亦友、明代著名文学家、"后七子"领袖李攀龙（1514—1570，字于鳞，号沧溟，山东历城人），曾深刻地指出："医之别内外也，治外较难于治内。何者？内之症或不及其外，外之症则必根于其内也。"陈实功将此奉为圭臬，将其引为《外科正宗·自序》首句。他平素重视外科理论的阐述，发挥理论与医疗技术实践经验相结合。每一病症多综述病因、病理，在论述某病的发生机制先引论说，再述治法总论，或受诗人李攀龙的影响，证治方

药都有歌括，极富诗文色彩，如《痈疽诸症疮名十律》中"痈疽图形（36幅）"即按七律诗写法，便于后学记忆。其后在整个医疗步骤中，重点指出何症为吉，何症为逆，何症出现为危兆或死候。他还根据各种疾患的不同病症时期，制订了不同的治疗原则、治法、方剂的配制及性能、手术的适应证（或禁忌证），还有验案病例的记录，等等，对有志于中医外科的医者大有裨益。

《外科正宗》列四卷157篇，卷一为总论，痈疽原委论、治法、五善、七恶、治例等均以"歌"表达，如：

> 外科之疮有治例，说与君家须切记，
>
> 病端百出别根因，方法一囊岂同类。
>
> 热与寒，通与秘，其中消息知端的。
>
> 通多不足秘多余，热实虚寒分症治；
>
> 阳似阴，阴似阳，似中妙理要推详。
>
> 不分表里一律治，轻变重而重变亡。

从这一歌中可以体会到其著的贴近性。难能可贵的是他始终将外科证治的效果放在第一位。卷二至卷四，分述"疽毒门"，有脑疽、疔疮、脱疽、瘰疬、鬓疽、咽喉、时毒、瘿瘤、肺痈九大类；"痈毒门"有流注、乳痈（包括乳岩）、附骨疽、肠痈、脏毒、痔疮、下疳、鱼口便毒、囊痈、悬痈、臀痈、杨梅疮、结毒、多骨疽14类；"杂疮门"列阴疮等大小外科杂病近130种，林林总总，将平素所诊成功经验，甚至教训和盘托出。作为中医外科学，他创造性地继承和发扬多种医疗技术，影响很大。兹择其要者作一介绍：

取鼻痔秘法 先用茴香草散连吹两次，次用细铜筋两根，筋头钻一小孔，用丝线穿孔内，两筋相离五分许，以筋头直入鼻痔根上，将筋线绞紧，向下一拔，其痔自然拔落；预用胎发烧灰同象牙末等份吹鼻内，其血自止。1961年第7期《人民画报》有《医疗器械》专栏对此做了介绍。（按：鼻痔，现代医学病名叫鼻息肉。说是最初用刀具剪切，但不能清除息肉根部，而且有术后出血的不良后果，直到1805年才有人改用金属的圈索来套扯鼻息肉。因此说，陈实功先生的这种精巧的"手术器械"至少要早190年。）

落下颏拿法 患者平身正坐，以两手托住下颏，左右大指入口内，纳槽牙上，端紧，平身正坐，往肩下捺，开关窍，向脑后送上，即投关窍，随用绢条兜颏于顶上半时许，去之即愈。（按：此法现代称为"下颌骨脱臼整复手法"，中医伤科医生均能掌握，但在明代是很了不起的。）

脱疽论中截趾术 夫脱疽者，外腐而内坏也。此因平昔厚味膏粱熏蒸脏腑，丹石补药消烁肾水……凡患于此者，多生于手足，（"听患者愿割与否"）方用利刀寻至本节缝中，将患指（趾）徐顺取下，血流不住，用如圣金刀散止之，余肿以妙贴散敷之。（按：此即今之"血栓闭塞性脉管炎"，早期用活血通脉药，内服外敷，多可缓解，严重者则需手术切除。明代陈实功用药物及艾灸，配合手术，取得佳效。书中脱疽治验有6案，由于症情各不相同，治法和用药步骤也不一样，经过精心治疗，预后良好，足见其医术高明。）

救自刎断喉法 自刎者，乃迅速之变，须救在早，迟则颜冷气绝，必难救矣。初刎时，气未绝，身未冷，急用丝线缝合刀口……患者仰卧，以高枕枕在脑后，使项郁而不直，刀口不开……外再用绢条围裹三圈，针线缝气……此法曾治强盗郭忠、皂隶沙万，家人顾兴，俱双颡齐断将危者，用之全活。单颡伤断者十余人，治之俱保无虞者。（按：所谓"双颡"指气管与食管，"单颡"仅指气管。验案说明对此积累经验颇丰。自刎属非正常伤残，急救于顷刻之间，若切断颈动脉则无救。）

陈实功先生将"勤读古书，手不释卷"列为"十要"之首，据考除医学四大古典外，他特别注重对外科专业书籍的钻研，如刘宋刘涓子《刘涓子鬼遗方》、唐蔺道人《仙授理伤续断秘方》、孙思邈《备急千金要方》、宋王怀隐《太平圣惠方》、陈自明《外科精要》、窦默《疮疡经验全书》，元齐德之《外科精义》，明汪机《外科理例》、薛己《外科心法》《外科发挥》、方谷《医林绳墨大全》、王肯堂《外科准绳》及申拱辰《外科启玄》等。经统计，《外科正宗》引用各类古籍35种，用方78首，说明陈氏刻苦攻读，循根求源，兼收并蓄，方成大家。

以上所述，可归纳陈实功先生的学术思想和临床经验有四大特点：

首先，陈氏具有较为深厚的内科基础，又擅长外科技术，所以他治疗外科疾患是内外并重，服药与手术同施。他强调"内之症或不及其外，外之症则必根于其内也""痈疽虽属外科，用药即同内伤"。在内治法上特别重视调理脾胃，他在"痈疽治法总论"里着重指出："盖脾胃盛者，则多食而易饥，其人多肥，气血亦壮；脾胃弱者，则少食而难化，其人多瘦，气血亦衰。所以命赖以活，病赖以安，况外科尤关紧要。"概曰："盖疮全赖脾土，调理必要端详。"这与《黄帝内经》（以下简称《内经》）所云"得谷者昌，失谷者亡"和"后天以胃气为本"的论点相契合。陈氏对肿疡治疗，以消、托、补三法为主：肿疡初期以汗、下、温、行气、和营之消法为主；肿疡中期以扶正托毒、透脓托毒、排脓托毒之托法为主；肿疡后期以补气血、调脾胃、益肝肾等补法为主。这是用整体观念和动态观念作指导的辨证论治精神的体现，是陈氏学术思想的主要特点之一。

其次，断根泄毒，毋使内攻，是陈氏学术思想的又一特点。他指出："开户逐贼""使毒外出为第一""凡欲消疮，先断根本，次泄毒气，使毒自衰，无得内攻为妙。"因此，他倡用腐蚀药（如三品一条枪、枯痔散等）、药线和刀针清除顽肉死肌，疏通脓管，使毒外泄。还用竹筒拔吸脓液，使脓毒去净，促使顽疮恶疽尽早痊复，大大提高了疗效，缩短了疗程。

第二，解放思想，敢于创新。他创造了许多新疗法，如用枯痔散、挂线等治疗痔疮，迄今仍在应用；用火针、枯瘤法等治疗瘰疬、肿瘤等，有较好的疗效。不仅如此，他还开展了许多外科手术，如气管缝合、鼻痔摘除、下颌骨脱臼的整复、截肢等手术，在中医外科学发展史上是一个很大的飞跃。

第四，《外科正宗》所列各论极具时代特征，凡"外"之症临床所涉及，且有"鱼盐之地"的地方特色。书中列自创方336首，另有8首方剂，虽方名与古方同，但药物组成完全不同。以对症施治获效为目的巧妙用方，用歌括加强记忆，以敷应用，是讲实效之举。

综上可见，"正宗派"之所以受后世重视，是有其丰富内涵和卓越成就的。

继承又创新，方剂系列成，名方现代仍常用。
乳钵存世见证，传"正宗派"外科方药

陈实功先生重在方药的细致考量，经统计，《外科正宗》所列自创方中不乏著名内服或外用方剂，如七星剑、三品一条枪、大红膏、立马回疗丹、玉真散、生肌玉红膏、如意金黄散、枯痔散、透脓散、秘传敛瘤膏等。其中如意金黄散，据现代实验研究，确有抗炎、抗感染、消肿镇痛、抗冻伤和抑菌作用。根据《外科正宗》记载，该处方用药10味，一次用料共40斤（20 kg），加工需"用大驴磨连磨三次"，作为常用药。清代学者许楣甚感惊讶："即其门如市之疡医，亦须一二年方能用完。"可见陈实功大师的日常门诊量相当惊人。此乃一代外科宗师的生动写照。又如生肌玉红膏也确证有抗炎和伤口收敛效果。价廉效佳的七星剑，歌曰"疔疮最怕七星剑，野菊苍耳豨莶草，麻黄地丁紫河车，斩断诸疔及人面"。为疔疮初起的首选方。而八仙糕，原创此方为治痈疽脾虚食少、补益调中之剂，孰料经过清廷御医的精心焙制，成为慈禧太后所钟爱的食疗之品。现将陈公诸多实用方剂系列介绍如下。

解毒系列（11首）**代表方剂——解毒泻心汤**

【歌曰】解毒泻心汤芩连，荆防牛子石膏全，

山栀滑石玄参草，木通知母共相煎。

【主治】心经火旺，酷暑时临致生天泡，发及遍身者。

【方用】黄连、防风、荆芥、山栀、黄芩、牛蒡子、滑石、玄参、知母、石膏各一钱*，甘草、木通各五分。水二碗，灯心二十根，煎八分，食远服。

内托系列（15首）**代表方剂——内托黄芪汤**

【歌曰】内托黄芪汤黄柏，羌活当归生地黄，

柴胡肉桂连翘等，木瓜加上效非常。

【主治】湿热腿内近膝股患痛，或附骨痈初起肿痛，此太阴厥阴

---

* 换算关系：一钱=10分=5g，一分=500mg。
　　古市制：1斤（16两）=500克，1两=31.25克，1钱=3.135克，1分=0.3135克。

之分也。脉细而弦，按之洪缓有力。

【方用】黄芪（盐水拌炒）、当归、柴胡、木瓜、连翘各一钱，羌活、肉桂、生地黄、黄柏各五分。水、酒各一碗，煎一半，空心热服。

活血散瘀系列（9首）**代表方剂——活血散瘀汤**（2首）

【歌曰】活血散瘀汤赤芍，芎归苏木与丹皮，

瓜蒌枳壳桃仁等，槟榔加上大黄随。（卷三）

【主治】产后恶露不尽，或经后瘀血作痛，或暴急奔走，或男子杖后瘀血流注肠胃作痛，渐成内痈，及腹痛大便干燥者，并宜服之。

【方用】川芎、当归尾、赤芍、苏木、牡丹皮、枳壳、瓜蒌仁（去壳）、桃仁（去皮尖）各一钱，槟榔六分，大黄（酒炒）二钱。水二碗，煎八分，空心服，渣再煎服。

【歌曰】活血散瘀汤枳壳，芎归苏木角红花，

连翘花粉防风等，大黄赤芍黄芩加。（卷九）

【主治】臀痈初起，红赤肿痛，坠重如石及大便秘涩。

【方用】川芎、当归、防风、赤芍、苏木、连翘、天花粉、皂角针、红花、黄芩、枳壳各一钱，大黄二钱。水二碗，煎八分，食前服。便通者，去大黄加乳香。

消导系列（11首）**代表方剂——消风清燥汤**

【歌口】消风清燥汤生地，芎芍防归芩黄连，

花粉苦参并蝉蜕，甘草灵仙共此全。

【主治】癞风阳明湿热，或外受风寒，初起水泡，作痒成疮，破流脂水，痒至彻骨；久则成片，传及遍身。

【方用】川芎、当归、白芍、生地黄、防风、黄芩、黄连、天花粉、蝉蜕、苦参、威灵仙各一钱，甘草五分。水二碗，煎八分，食远服。外搽诸疮一扫光。

清肝系列（6首）**代表方剂——清肝导滞汤**

【歌曰】清肝导滞汤瞿麦，滑石甘草并萹蓄，

　　　　大便秘之加大黄，灯心为引空心服。

【主治】肝经湿热，玉茎肿痛，小水涩滞作疼者服之。

【方用】萹蓄四钱，瞿麦三钱，滑石二钱，甘草一钱，大黄二钱（便秘加）。水二碗，灯心二十根，煎八分，空心服。

滋阴系列（6首）**代表方剂——滋阴八物汤**

【歌曰】滋阴八物汤生地，赤芍丹皮花粉归，

　　　　甘草川芎泽泻等，灯心为引效堪推。

【主治】悬痈初起，状如莲子，红赤渐肿，悠悠作痛者。

【方用】川芎、当归、赤芍、生地黄、牡丹皮、天花粉、甘草节各一钱，泽泻五分，大黄（便秘加，蜜炒）一钱。水二碗，灯心二十根，煎八分，食前服。

调中系列（4首）**代表方剂——调中大成汤**

【歌曰】调中大成汤术附，苓归芍药藿黄芪，

　　　　砂仁远志丹皮草，肉桂煨姜黑枣随。

【主治】流注溃后，脓水清稀，饮食减少，不能生肌收敛。

【方用】白术、茯苓、归身、白芍、陈皮、山药、黄芪、牡丹皮各一钱，人参二钱，藿香、砂仁、远志、甘草各五分，附子、肉桂各八分。水二碗，煨姜三片，枣二枚，煎八分，食远服。

神妙系列（7首）代表方剂——神授卫生汤

【歌曰】神授卫生方芷甲，羌乳红沉石决明，
　　　　皂翘归尾银花草，大黄花粉效如神。

【主治】痈疽、发背、脑疽、对口、丹瘤、瘰疬、恶毒疔疮、湿
　　　　痰流注及外科一切疮证，但未成者即消，已成者即溃。
　　　　能宣热散风，行瘀活血，解毒消肿，疏通脏腑。且药
　　　　性平和，功效甚速。诚外科首用方也。

【方用】羌活八分，防风、白芷、穿山甲（土炒研）、沉香、红
　　　　花、连翘、石决明（煅）各六分，金银花、皂角刺、归
　　　　尾、甘草节、天花粉各一钱，乳香五分，大黄（酒拌
　　　　炒二钱，脉虚便利者不用）。水二碗，煎八分，病在上
　　　　部先服药，随后饮酒一杯；病在下部先饮酒一杯，随
　　　　后服药以行药势。

　　总之，陈实功外科方剂系列的形成，是他博览群书，化裁灵
活，对症契合，条理缜密的结果。我们从南通中医药文化博物馆
藏陈实功先生临诊常用的乳钵这一实物证明，这位伟大的外科学家，

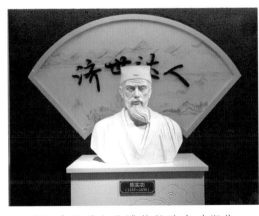
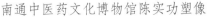

南通中医药文化博物馆陈实功塑像

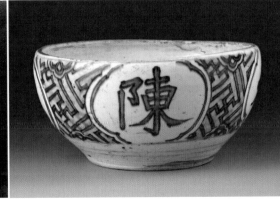

乳钵

躬于实践，精于调剂。此乳钵器高11.8 cm，口径24.7 cm，白釉青花"卐"字纹饰，上书"陈若虚记"正体大字，环绕器腹外壁，系典型的万历年间烧制的窑品。此件流落在民间已久，被充当香炉使用。1949年后辗转售给贩卖旧货之小贩，嗣后为老中医徐鑑衡睹及，乃购而藏之。后转赠于省名中医、妇科专家喜仰之老医师，1958年喜老又捐献给南通博物苑，现已列为国家一级文物。

一生多善举，功德千秋誉，"五戒十要"震四方。
世人追思缅怀，扬"正宗派"外科学术

陈实功先生生活于明嘉靖万历年间，直到崇祯九年逝世，享年82岁。他不仅医术高超，为穷人诊病非但不收诊金，还免费施药。他购置养济院，救灾赈饥，又造桥修路，深受百姓拥戴。现在南通南濠河的"长桥"原名为"通济桥"，熙熙攘攘，南北通衢，是城内城外的交通要道。嘉靖三十三年（1554）为防止倭寇入侵，改为木结构吊桥。因常年起吊操作，易破损，年久失修。曾有募捐集资，屡为州官中饱私囊，未能很好地修复。陈公见状义不容辞，捐款改筑石桥，于明天启元年（1621）修成。后人亦称此桥为"纪功桥"，以资怀念陈公之盛德。又因所用石条超长，俗称"长桥"。

在通州南城门外段家坝南，有"涧桥"也为木桥，是通往狼山广教寺朝香敬佛的要道。天启四年（1624）陈实功又捐资重建。每当人们走过这两座桥都会想起明代外科名医陈实功。

深研南通发展历史的同志都会记得陈实功捐建药王庙的事。陈实功旧宅在南濠河北岸，药王庙与陈宅仅一墙之隔。清末甲午状元张謇三叔张彭庚（字茂华）曾购得陈宅，1864年张謇12岁时，到庙中游玩，庭中有棵皂荚树，他趁兴用泥水匠的垩帚大书"指上生春"

四字于扁鹊神龛的后背，字大一尺七八寸。庙内姓朱的砚工没有嗔怪，反而夸他："张家的第四子字写得好！"1916年9月11日，64岁的张謇故地重游，有《重题药王庙壁》诗一首，诗序提及庙为陈实功建，祀神农氏、扁鹊、华佗，还有张仲景、王叔和、陶弘景、孙思邈、刘完素、朱丹溪、李东垣、汪机、缪仲淳、薛己10位神龛。由于明代两位著名外科医家汪机著《外科理例》(1519)；薛己著《外科心法》(1528)、《外科发挥》(1528)，还有金元时期著名医家刘完素、朱丹溪，明代著名医药学家缪仲淳对他的学术和临床影响颇深，所以也列为供奉神像，作为他心目中崇拜的医家代表人物。

这里需要着重解释《外科正宗》一书不用他序的缘由，是因《外科正宗·自序》言及"里中顾比部诸君似亦嘉余之有裨于世，各褒以言，而弁其端。余则惶悚逊谢曰：韩伯休名根未劚耶？第诸君且褒余，余敢不益广诸君意，谨唯命"。韩伯休，即东汉民间医生韩康，这里指"韩康卖药，言不二价"的典故。也是陈实功谨守医德的基本原则。他不需要名人显贵为《外科正宗》帮衬，所以是书没有他序，也没有例言，更没有跋语。我们似可以从他所撰的医家"五戒十要"中找到答案。爰抄录如下：

五戒

一戒 无论病家大小、贫富，有请便往，勿得迟延、厌怠。药金勿计较轻重，一律尽心施治，自然生意日增，不伤方寸。

二戒 凡遇妇女及孀妇、尼僧等，必候侍者在旁，然后入房诊视，倘侍者偶不在旁，更宜谨避嫌疑，真诚诊视。归对妻子，亦不可妄谈闺阃。

三戒 不得出脱病家珠珀、珍贵等物，送家合药，暗中调换。如果该用，令彼自制，庶无疑谤。

四戒 凡为医者，勿耽嗜好，恐志虑纷驰。勿晏起，勿无事他出，致就诊者守候无时。切脉必当用意，写方务要依经，不可胡乱杜撰，受人批驳。

五戒 凡娼妓及私伙家请看，亦当视如良家子女，勿存他意儿戏，以取不正之名，视毕便回。贫窘者，药金可璧，病愈不可再往。

十要

一要 先明儒理，然后习医，或内或外，勤读古书，手不释卷，一一参明融化，德之于心，应之于手，临证时自无差谬。

二要 选买药品，必遵雷公炮制，或依方修合，或随症加减。汤散取办于临时，丸丹预制于平日，膏药愈久愈灵，线药越陈越好，药不吝珍，施必获效。

三要 凡乡井同道之士，不可傲慢轻侮，年尊者恭敬之，有学者师事之，名重而自高者逊让之，技精而未显者荐拔之，如此自无谤怨。

四要 治家须与治病同，人不惜元气，斫伤太过则百病生。医不顾来源，靡费太过则百用窘。能治家然后养生有资，不致视病人为奇货。

五要 人受命于天。医者受人谢仪，当知天道顺逆：顺取者吉，逆取者凶。不论多寡，是谓顺取。勒索厚资，是谓逆取。天即因其顺逆为报应，不可不儆。

六要 凡里中亲友人情，如婚丧、疾病、庆贺，及馈送来往之礼，不可求奇好胜。每食只可一鱼一菜，一则省费，二则惜禄，至病人之家，尤不可苛求饮食。

七要 贫窘之家，及游食、僧道、衙门、差役人等，凡来看病，不可要他药钱，只当奉送。贫窘至极者，当量力资助，不然，有药无食，活命亦难。

八要 凡有所蓄，随其多寡，便当置买产业，以为根本。不可收买玩器不急之件，浪费钱财。医本仁术，有余则以施药可也。

九要 凡店中所用医药器具，俱要精备齐整，不得临时缺少。又古今前贤，及近时名公，新刊医书，必寻究参阅，以进学问。

十要 凡奉官衙所请，必当速去，毋得怠缓，要诚意恭敬，告明病源，开具药方，病愈之后，不得图求匾礼，亦不得请托人情，致生罪戾。

这"五戒十要"在海内外具有相当的影响力。1985年美国乔治敦大学主编、西方伦理学者参编的《生物伦理学大百科全书》称《外科正宗》是"列证最详，论治最精的外科之著"，还强调指出，"17世纪初，由中国明代医学家陈实功撰写的《医家五戒十要》一文，总结了中国古代医学传统的医德规范，应当看做是目前世界上成文最早的医学道德法典"。

中医外科学在明清时代有了巨大的发展，逐步形成了3个学术流派：一是以陈实功《外科正宗》为代表的"正宗派"；二是以王洪绪《外科证治全生集》为代表的"全生派"；三是以高秉钧《疡科心得集》为代表的"心得派"。三派在学术上都各有特色，其中以陈氏"正宗派"的主张最为全面，因此对后世的影响也更为深远。

1986年由南通市中医学会发起，于南通著名风景游览胜地，剑山的西北麓，传说陈实功炼丹之地立"明代杰出外科医学家陈实功先生纪念碑"。筹建立碑之事，由我和林光武、程聚生两位主任负责勘察地址，林、程两位亲赴山东选购石料进行施工，备极辛苦。碑文由我们草拟初稿，而后请曹从坡副市长修改定稿，请原南通专署副专员书法家吴沐初老同志题写，再为镌刻，耸立于剑山，使后人得以凭吊追思其硕学盛德。

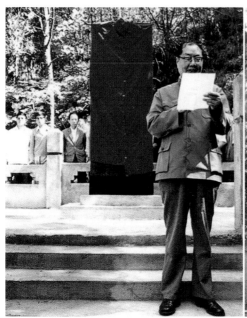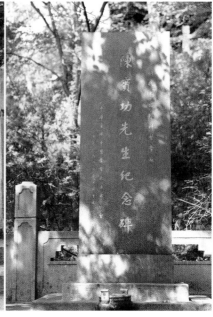

1987年6月9日，朱良春主持陈实功先生纪念碑落成仪式，并在揭碑前宣读碑文。右图为南通剑山上陈实功先生纪念碑近景

陈实功先生　字毓仁　号若虚　南通人　生于明嘉靖三十四年　卒于明崇祯九年　享年八十有二　先生精研岐黄　学识渊博　尤擅外科　善施刀圭　发明器械　医术精湛　为我国杰出外科医学家　著有《外科正宗》四卷　创外症必根于内之说　立消托补三法　倡开户逐贼　使毒外出为第一　列症详尽　论治精辟　集外科之大成　为后世外科医者所宗　清康熙四十四年传至日本　蜚声寰宇　先生医德高尚　谦恭谿达　手订五戒十要　为医家轨范　臻美备焉　海外誉为最早之医德法典　先生宅心仁厚　博施济众　贫病施诊畀药　修山路　筑桥梁　建药王庙　奉祀先贤　世人称颂　其医术医德医风堪为百世典范

今值先生三百五十周年祭　勒石远搞　庶几后学　是则是效

朱良春、曹从坡等文
吴沐初书

陈实功先生纪念碑全文

其后不久，又在南濠河边立陈实功塑像。塑像基座镌刻陈实功《山后闲步》五言诗一首。

> 游山不问径，历险自攀跻，
>
> 憩足坐危石，探奇走曲谿。
>
> 鸟声村落外，树影夕阳西，
>
> 席地共长啸，烟霞满袖携。

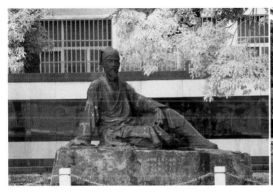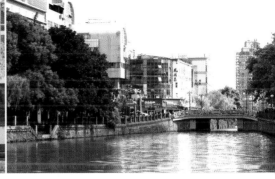

南濠河长桥边的陈实功塑像　　　　　现在濠河上的长桥

陈实功先生在中医外科学上的成就十分可贵，不仅是中华民族的骄傲，是中医学的光荣，也让南通人倍感自豪。我们纪念陈公，就要在党的中医政策的指导下，承先启后，继往开来，对他的学术经验，加以继承和发扬，使中医外科学发挥更大的作用，这是我们义不容辞的责任！

谨以此文纪念陈实功先生诞辰460周年。

〔原载于《新中医杂志》1988年1期，2015年5月补充〕

蒋宝素先生学术成就及其生平

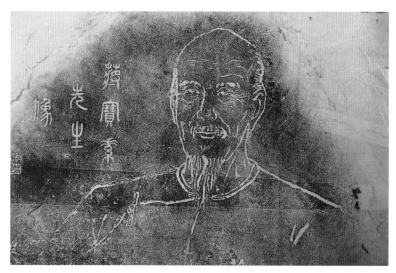

蒋宝素先生像（拓自1993年镇江市为纪念蒋宝素先生逝世120周年立碑）

先贤蒋宝素先生（1794—1893），被方志家尊为"著名医学学者，经史学者"，是谓看重其一生所有著述，医文兼修成果卓著而给予的评价和结论。另外，又因他在苏北兴化、江都一带行医"声望卓著，位列'淮扬九仙'，后世评价为'清朝十四名医'。"民间素有"扬州八怪"之称，列"淮扬九仙"即此之谓，至于"清朝十四名医"之称待考，若称"名医"亦实至名归，恰如其分。

先生乾隆五十九年甲寅（1794）生，江苏镇江丹徒人。出身岐黄世家。光绪五年《丹徒县志》载："七岁丧母，恃祖母杨氏爱。"宝素"之名,"素"实指《黄帝内经·素问》之素。志书又曰:"父椿田,以世医传其家,顾不取非分之财,家无储粟,忽病风欲死,炊烟几断。宝素时年十七,幡然醒悟,自悔失学。侍父病痊,乃取《素问》《灵枢》、越人、仲景诸书,昼夜读之。"这里应该说到先生的字"帝书",《礼记·曲礼上》:"男子二十冠而字,冠而字之,敬其名也。"《白虎通》说:"人所以有字何?冠德明功,敬成人也。"有人认为,字中称"帝"有忌讳之嫌。椿田公及其老师王九峰殆认为,自古人的名和字有意义上的联系,所谓"帝书"即黄帝之书《素问》,与名"宝素"取义一致,并行不悖。后来蒋宝素先生又字"问斋",乃研究《素问》之学的书斋名,并以字为号。还有"快志堂",即蒋公自撰刻书处的堂名,"快志"两字取自《素问·阴阳应象大论》:"圣人为无为之事,乐恬淡之能,从欲快志于虚无之守,故寿命无穷,与天地终,此圣人之治身也。"《书经》对这段话也有解释:"不作无益害有益也。"他所撰写的著作,均由快志堂刊刻,所以"快志"两字表明他著书的大旨,都能使读者"开卷有益"。识读他的名、字、号及刻书堂名也受益良深。

蒋公宝素先生之师王九峰(1753—1821),名之政,字献廷,九峰乃其号,为医林之翘楚。光绪五年(1879)《丹徒县志》载:"性颖善悟,复好读书。于岐黄家言,独得精髓,初游扬州即著。有显贵延视女病,不知其在室也,断为孕,且言必男。少顷,已剖腹出胎来示。大惊,耳遂聋,名益震。嘉庆中,奉征召,以重听辞免。一时南来名宦如费淳、铁保、陶澍诸公,皆乐与之交。聘访迭至,翰墨往来,名噪海内。终身无暇著作,门人各私集其方为《九峰脉案》,奉为圭臬,不绝于今。其从学者众,如虞克昌、李文荣、蒋宝素、米致五辈,卓然一时,皆出门卜。有小门生李欣园,私淑其学，尤得真传。"之所以全录这一段文字，一是王九峰师经历了惊天骇俗之事，替一武官未嫁之女诊病，断为有孕，武官旋即入内室逼问，将女杀死，剖腹果然有胎儿，遂大惊而致失聪；二是王九峰师"初游扬州即著"之事，实乃随师苏北应诊前因，而有后来在苏北兴化、江都行医，"声望卓著"之果；三是深知老师诊务繁忙无暇著作，也深以为憾，反诘己身勤奋著述，其《医略十三篇》即收有九峰师之医案。今查《中国中医古籍总目》(薛清录主编，上海辞书出版社，2007年12月版) 冠名王九峰之著有《六气论》《医林宝鉴》《王九峰心法》《王九峰临证医案》《医案随笔》15种之多，均为抄本、稿本，其中具名或佚名均无考。而《六气论》为民国二十三年抄本，藏上海交通大学图书馆。从抄本流传规律，确系江南医人，名曰"王九峰编"，恐托伪之作，唯见原抄本，辨其序跋，方知端倪。其《医林宝鉴》系乾隆六十年 (1795) 言明"王氏稿本"，殆非托名之作，且为诸抄 (稿) 本之最早者，现藏中华医学会上海分会图书馆。为不致湮没，经查阅确有学术价值，不妨付梓面世，所谓中医继承和发扬，此种举手之劳，亦应予以重视才是。

蒋公椿田与寓居苏州的名医顾金寿 (字晓澜，号雉皋逸叟，江苏如皋人) 交往甚密。顾氏著有《吴门治验录》4卷 (1823)、《良方汇集》(1825)、《(重订) 幼科全鉴评》(1850)。至于《丹徒县志》中所云"一时南来名宦如费淳、铁保、陶澍诸公，皆乐与之交"。费淳 (1739—1811) 系浙江钱塘人，曾于乾隆六十年授江苏巡抚，嘉庆四年擢两江总督。铁保 (1752—1824) 系满洲正黄旗人，嘉庆十年继任两江总督。皆因王九峰师乾隆年间应诏为宫中御医，人称"王征君"，名宦与之交往当数费淳为时最长。陶澍 (1779—1839)，湖南安化人，嘉庆七年得中进士，官至两江总督，亦慕名与之结交。

蒋公宝素研修经、史、子、集，深得其中要旨，其著《儒林正义》24卷，还有《诗略》《文略》《春秋贯》《史略》《儒略》《将略》《游略》等各1卷。医著如《医略》《伤寒表》《证治主方》《关格考》《人迎辨》《诊略》《医林约法三章》，后又撰《问斋医案》等。其医名掩过文名，著作之宏富，学识之渊博，可与清代吴县张路玉、无锡沈金鳌、吴江徐灵胎、常熟缪希雍等诸公相媲美。但是，其事迹除《丹徒县志》《盐城县志》有所记述外，医史文献疏于记载。直至1988年始由中国中医研究院中国医史文献研究所主编、上海辞书出版社出版的《中医人物词典》收载其生平事迹，然而，2005年5月第二版《中医大辞典》却未将"蒋宝素"收载，殊深遗憾！其长子小素，长孙安吉承其术济世，并参订医案，经多方查询，未能获其后人之踪迹，亦憾事也！

蒋公宝素著《医略》最为坎坷曲折，其艰苦执着亦世上罕见。《医略稿》自序述："共八十一卷，有草创之稿，有誊清之稿，凡三易。道光庚子（1840）所刻《医略十三篇》，即誊清前十三卷稿也。

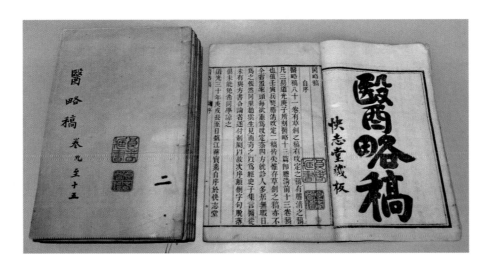

值壬寅（1842）兵燹（按：据史载，道光二十二年壬寅六月十四日英军6 000余人攻破镇江。），誊清、改定二稿皆失，唯存草创之稿，亦不全，尝置案头，每欲重为改定，奈四方就诊人多，居无暇日，为之怅然，同里赵云生见而奇之，以为经史子集言医，从未与方书合论者，遂付剞劂，以故次序颠倒，字句脱落，俱未能免，希同学谅之。"该书对每一病的病因病机、治则详加讨论，上自内难，下逮诸家，芟其芜杂，荟其精英。甚至《周礼》《易经》《说文》《汉书》《吕氏春秋》等语助义疏，并多引用其尊人《椿田医话》及其师《王九峰医案》，续以己意阐析作结，是一部不可多得的中医病理学之作。此书附关格考、人迎辨各1卷。今有34家图书馆存清道光二十八年戊申（1848）镇江蒋氏快志堂刻本，镇江市图书馆亦有存。《医略十三篇》分真中风、类中风、伤寒、暑证、湿证、燥证、火证、伏邪、痧症、痢疾、霍乱、沙域（当地俗名"麻脚瘟"）、瘴气共十三篇。其内容于1840年农历冬月稿成，适逢同里好友李承霖高中状元，并任翰林院修撰，春节前回来见此稿不仅自己乐意为之作序，还建议携稿至京请翰林院掌院学士潘世恩作序，经过蒋宝素同意，李承霖为之串连，按《医略十三篇》作序先后有吴县潘世恩、扬州阮元（时晋太傅）、开封周之琦（任广西巡抚）、李承霖、成都卓秉恬（吏部尚书）自序，还有吴江殷寿彭（侍讲学士）为此书作跋。诸多士大夫著文，传为佳话。

《医略稿》为门人李天福参订，清道光三十年庚戌（1850）快志堂刻本，有26家图书馆藏，其中上海中医药大学图书馆有刻本及抄本（残）两种。《医略稿》现存除原十三篇（卷）外，尚有关格、淋浊、泄泻、喘促、哮喘、咳嗽、肺痈等67卷（即如此，内容阙如），本应81卷，另有14卷皆已无法补写，损失惨重，十分可惜，但应为读者认识和铭记。

《问斋医案》乃蒋公积40余年临证实录而成，道光三十年庚戌（1850）由镇江蒋氏快志堂初刻，此后在同治、光绪年间及民国初期，复由镇江快志堂、上海石竹山房、上海铸记书局先后刻印或石印再版。1989年，由人民卫生出版社点校印行。蒋公在自序里首先叙述整理刊刻医案的意义和目的："医之原始于黄帝，咨于六臣（按：即岐伯、鬼臾区、伯高、少师、少俞、雷公六臣也。六位之中唯岐伯之功独多，而爵位隆重，故尊为'天师'。后世称中医为岐黄之术，即由此而来）。黄帝，玄极之神圣也。六臣，命世之鸿才也。然鬼臾区对黄帝之问，犹称臣斯十世，言习医经十世于兹矣。医盖若此其难也。帝与六臣平素讲求问难，以拯元元，所谓《内经》《尚书》不载，儒者或不传。盖殷末周初，良医述岐黄之论，而《内经》出焉。《内经》以后五百余年，而有扁鹊设《八十一难》。扁鹊没，又五百余年，而有仲景作《伤寒论》。仲景没后，《内经》大义日湮。汉魏以降，唐宋以来，名家竞起，方书充栋，求其与经旨全符者鲜矣。如真风、类风之错乱，阴暑、阳暑之不经，湿热、湿温之疏略，金燥、火燥之混同，相火、君火之无凭，六淫且昧其五，安问其余？此医案之所由作也。"接着指明"医案五卷，分心、脾、肺、肾、肝五部，合火、土、金、水、木五行，共四十三门，令百病各有所系，如日以系月，月以系年，先正其名，而后论治，类聚诸家之说，参以经史子集之言，别是非，定从违，必符经旨而后已。岂好辩哉！为儿前贤白璧之瑕，以明圣经垂训之旨耳"。全书共载医案802则，选案均极精审，议论明快，说理透彻，遣药允当，颇多独到见解，有较高的学术价值，值得临床中医工作者学习师法。

蒋公挚友韩弼元先生为《问斋医案》作序。其序云："观先生活人之多，则其术之精焉可知矣。是书为先生已试之效，其非空言无补又可信也。先生资禀绝人，于诸子百家靡不通，而于医学为尤邃。凡人精力所贯注，必有不可磨灭之处。是书必行于今而传于后，更无疑也，奚待余言哉！"韩公在序中谈及与蒋公交谊，其尊人"皆赖先生治之获痊"，作为多年知交的朋友，有深切体会。韩弼元（1822—1905），字叔起，号公亮，江苏丹徒人。咸丰二年壬子（1852）恩科二甲76名进士。官刑部主事，持正不阿，因上司判案不当，据理力争不得，叹道："我不能杀人以媚人。"遂愤而辞官。虽经曾国藩、沈葆桢等多次竭力延荐，而终生不再从官。晚年主讲于扬州梅花书院，潜心经学，教育生徒，主张阐明大义，不争论一字一句。光绪二十九年（1903）加员外郎衔，84岁卒，著述甚多。

据光绪五年《丹徒县志》载："（蒋宝素）咸丰癸丑（1853），寓江北沙沟镇，作《将略》《伤寒表》《证治主方》《医林约法三章》《五字经》各一卷。"为何"寓江北沙沟镇"？复旦大学历史系教授沈渭滨先生主编之《近代中国历史大事年表》（上海辞书出版社，1999年2月出版）有咸丰三年癸丑（1853）片段记载：❶4月26日，（清军）率水师船只，在北固山大马头地方与太平军水营交战；❷7月22日，太平军罗大纲等部焚毁镇江北岸清军营盘；❸苏松太道征收关税银两，以作江南大营级镇江各营兵饷。其时，镇江设有多处营盘，难免战事频仍，而太平军进占多有扰民掠民、奸淫烧杀不良之举。所以，蒋公举家"寓居江北沙沟镇"，而致蒋氏快志堂刻书处解散，光阴不再，上述著作均未见有刻本，其长子小素、长孙安吉无踪迹可寻，殆为迁徙江北之后之事。至于沙沟镇，位于兴化市西北隅，东与盐城、西与宝应接壤，始建于公元前206年（按：即汉高祖刘邦登基之年），乃"五县通衢"的中心古镇。光绪二十一年（1895）《盐城县志》卷十二《人物志·流寓》载："蒋宝素，家无储粟，不取非分财。虽善属文，不为谀慕酬应之作。精长桑之术，寓沙沟时，为人疗治无所取，箪瓢屡空，晏如也。"这段记录，忠实地反映了蒋公的崇高医德。沙沟地处苏北里下河腹地，地势低洼，常有涝渍之灾，贫困者多，所以"为人疗治无所取，箪瓢屡空"。即使如此"晏如也"，蒋公心境十分平静而安逸，是谓令人敬仰的救死扶伤的人道主义精神。

《丹徒县志》记录了蒋公生平最后可歌可泣之事："同治丁卯（1867），迁寓仙女镇，有归里志。癸酉（按：即同治十二年，公元1873年）正月，适友人延其诊病，乃返城居胡宅相家，撄疾卒，年七十九。子三、孙七，半皆承家学，克绍先志，精于医。"所谓"撄疾"，按现在的说法称做"接触性感染"，抑或罹致如"禽流感"之类疫病。作为医者，蒋公对病家的负责态度和精神，真可谓"鞠躬尽瘁，死而后已"，实乃医中之俊杰，永垂不朽！

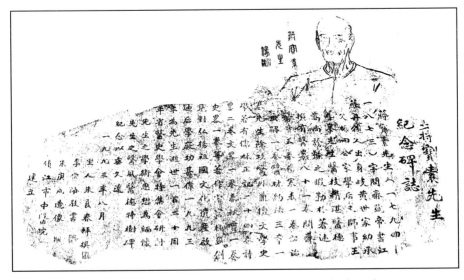

设立在镇江市中医院里的蒋宝素先生纪念碑拓片

　　蒋公一生好学不倦，博闻强识，采撷百家，折衷至当，而又能抒发新意，颇多创见。其医技精良，医德高尚，求诊者趾踵相接，名扬大江南北。《问斋医案》毕其40年临床诊治之精华，付梓之后10余年当有更加精彩而成功之作，无奈战事纷乱，未及暇顾，亦一憾事。即如此《问斋医案》确对临床有指导和应用价值，且启迪良多。我从20世纪80年代初撰《谈蒋宝素治痰饮》（《中医杂志》1982年第2期），《谈蒋宝素治癃闭》（《黑龙江中医药》1982年第3期），《谈蒋宝素治痢之法》（《江苏中医杂志》1982年第2期），《谈蒋宝素先生治消渴》（《浙江中医杂志》1983年第1期），《谈蒋宝素的血证论治》（《吉林中医药》1983年第1期），《关于奇经八脉的临床应用》（《中医药研究杂志》1985年第4、5期），经过对蒋公学术和临床医案的学习，意犹感可发掘而深研的内涵良多。近年也有一些专家学者发表了有关蒋公医案临床发挥的文章，但希望有识之士能对蒋公宝素先生的学术思想作系统研究，确能达承先启后的重视和关心。

　　1993年10月，江苏省中医史学会，于蒋宝素先生逝世120周年之际，在镇江举行先生的学术思想研讨会。为了铭记蒋公对中医学术的卓越贡献，镇江市中医院捐资立碑，并请我这个同乡人撰写碑文；镇江市国画院朱庚成院长及名老中医沙一鸥先生热心筹划，奔走洽办。著名书法家李宗海先生挥毫。我在这次很有纪念意义的盛会上，向先贤表达无比怀念和崇敬之心的同时，也向镇江的父老乡亲表示衷心的感谢和诚挚的敬意！

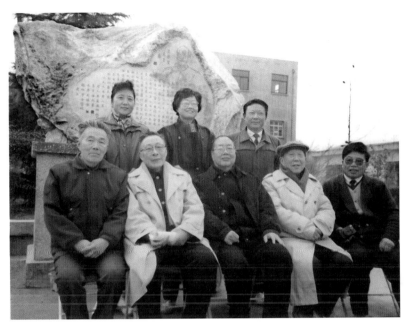

1993年11月在镇江参加清末名医"蒋宝素先生学术思想研讨会"后，南通市代表在蒋宝素先生纪念石碑前合影（前排左起：许昶、林光武、朱良春、王益谦、赵宗普 后排左起．王玉华、朱建华等）

　　如今倏忽间22年已经过去，当时怀念蒋公的盛会依然历历在目，经过继续搜集有关蒋公学术传承的多方面资料整理成文，借以继续追思故里先贤医技业绩，更加催人奋进！

〔写于2015年4月〕

晚节犹能同绚烂，惟看老圃有黄花

——纪念如皋名医薛宝田诞辰205周年兼评《北行日记》中的医案

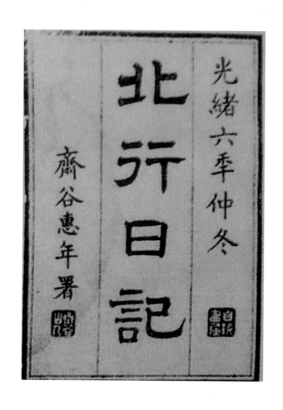

薛宝田（1810—1885），字砚农，又字心农，江苏如皋丁堰镇人。出身名医世家，少时随父在京读书6年，研习经史及岐黄之术。成年后曾做过鹾（cuó）尹（盐运官）、县令等，但以医疗治病见长，以范文正公"不为良相，则为良医"自勉。他医术精湛，交友广泛，"杭州士大夫俱重之"。光绪六年（1880）夏，慈禧太后患病，

下谕征召民间医生诊治，浙江巡抚谭钟麟选薛宝田、仲学辂两人进京。往返历98天，进宫应值44天，请脉15次，立方20余，其中共有8位征召的医生轮流请脉，公议立方，使慈禧太后恢复健康。他的《北行日记》即98天的真实记录，除进宫为慈禧太后脉诊细节叙述外，"举凡仰皇居之壮，饫大官之珍，泛沧海波涛，交当世贤俊，以及论医、论诗、论经史疑义，历历备载"，此书也很受历史学家、文学家们的重视。如今从医史、文化等多角度阅读和欣赏，都有一定价值。今年是先贤薛宝田诞辰205周年，爰分项叙述，以志纪念。

曾祖父救治十额驸有功

薛宝田的曾祖父薛梅苑，名林，字樊远，号梅苑，是一位名医。《北行日记》有这样的记载："乾隆年间，先曾大父梅苑公精岐黄，就养先大父吟轩公河间府署时，十额驸诣易州谒陵，道病。高祖纯皇帝命直隶总督延名医往诊。总督某公以梅苑公应命，昼夜兼程，驰驿前往。时梅苑公年过八旬，先伯父藜樵公随侍至易州行台。十额驸病势甚剧。梅苑公诊脉，知其病由受寒停食，医者误用参术，以致发黄、胀满、昏不知人。遂用茵陈五苓散加大黄，命藜樵公亲自煎药。一剂汗透，神清便通。随进疏通之剂，调理半月而愈。十额驸赏赉甚厚。"这桩事是薛宝田的先人口传，经考证确有其事，时间在乾隆五十五年（1790）清明节前。"十额驸"即乾隆帝宠臣和珅之子丰绅殷德（1775—1810），乾隆五十四年（1789）七月命其在御前行走。同年农历十一月二十七日，乾隆帝的第十个女儿固伦和孝公主（内宫称"十额娘"）下嫁丰绅殷德，也纯属早婚。丰绅殷德人称"固伦驸"，又称"十额驸"。至于"诣易州谒陵"，是谓随同乾隆帝到易州清西陵谒拜雍正帝陵墓。乾隆是雍正皇帝胤禛第四子，雍正帝（1678—1735）死后葬于河北省易县西50里泰宁镇永宁山。丰绅殷德是和珅原配夫人冯霁雯所生独子，也得岳丈乾隆皇帝的宠幸，随同前往易州谒陵。"总督某公以梅苑公应命"，据史料，是年二月刚升迁的直隶总督梁肯堂（1717—1801），字构亭，号春淙，又号晚香，浙江钱塘人。因梅苑公在河间颇有医名，为最佳人选，所以派他急速前往易州诊治十额驸。其用金匮方茵陈五苓散加大黄，药症合拍，一剂汗出而神清便通，效如桴鼓。

薛宝田的父亲名潢，字银槎。《如皋县志》有"向澹于仕进，以岐黄寿世，全活不可胜计"，《北行日记》中有薛自注云："余幼随侍先君银槎公及应京兆试，计在京六度中秋。"按清朝科举制度每三年一次在京城和各省省城举行考试，所以选择到京城应试，殆为有熟人的缘故。父亲功名的进取失败及医疗的成就，也对薛宝田有十分重要的影响。

浙江官员选中薛宝田应诏

光绪六年（1880）六月，时任浙江布政使德馨（字晓峰，满洲镶红旗人），"奉上谕（按：据《中国历史大事年表》光绪六年六月七日因慈禧太后患病数月，太医院进方调理尚未大安，谕各省推荐名医来京），以慈禧皇太后圣躬不豫，令直省各督抚择精通医理者，具疏奏进。时浙抚茶陵尚书谭公钟麟也，咨诹考核，慎难其人，持审者久之"。说德馨接到懿旨后，有20来天没有决断，与时任浙江巡抚谭钟麟（字云觐，号云卿，湖南茶陵人，光绪五年八月到浙江上任）商量，德馨进言："浙江旧仿宋惠民和剂例，设医局于运司，署立本堂，主其事者，为薛醝尹宝田。其人吏而文，医而儒，切脉既真，临诊亦伙，前院司皆倚重之，宜若可使。"文中也谈到"时方溽暑，炎歊载道"？"薛尹既迈，或病未能"等多种情况。此消息略有透露，薛宝田曾对他的诗友余本愚（字古香，安徽休宁人）表示自己年迈恐不能胜任。余本愚力劝，乃于大府前毅然请行，正如德馨在谭抚面前分析："予观薛尹之为人也，清癯而火色，鹤发而洪声，步履闲捷，周旋中规。偶与之言吏治，问民瘼，则举要择言，悉洞窍却。是其所养者充，必其所见者大，决不惮于此行。"浙藩德馨找薛宝田来谈，薛坦言曰："君父有急，正为臣子者致身竭力之时。医术小道，某肄习于此垂五十年，蠡勺管窥之见，冀有以纾宵衣旰食之忧，且廉将军、马伏波独何人哉！"他拿战国末期赵国名将廉颇，东汉被誉为"伏波将军"的马援作喻，以示"老当益壮"北上应诏的决心。

委派应诏的决定权在浙江巡抚谭钟麟，这与江苏巡抚吴元炳委派孟河医派先太师马文植（字培之）等，规矩一样。谭抚对薛宝田应允甚为感动，他说："心农慷慨请行，钟麟甚壮之"。谭钟麟于同治年间为陕西布政使时，左宗棠督陕甘，称赞他的才能，密奏朝廷推荐他晋升，由此慈禧太后一直看重他，死后官谥"文勤"，此是后话。因此，可以说薛宝田应诏也是帮了他一个大忙。他回忆13年前当杭州太守时，"即知心农精医理"，与此同时，也选中淳安县教谕仲学辂（字昂庭）一起应命赴京。

经史医诗，闲暇谈资

薛宝田及时记录北上应诏的主要活动，整理后名曰《北行日记》。晚清著名学者俞樾（1821—1907）为其作序，将《北行日记》与自东汉马第伯《封禅仪记》、唐李习之《南征记》、宋欧阳永叔《于役志》作了比较，他评价："君之所记，则宫廷之壮丽，恩礼之优渥，与所交京师士大夫人物之瑰奇，无不备载。而又论医、论诗、论经史疑义，悉中肯綮……君之才，自不可及；而君之精于医，亦可见矣。"此评可作为分析先贤薛宝田学识广博的一个较为重要的依据。今择其五，抄录如下。

1. 论医学源流 （1880年8月21日，第4天日记）

灯下与昂庭论医学源流。汉以前尚矣，唐孙思邈之《千金方》《千金翼方》，王焘之《外台秘要》，皆能自成一家。金元四家，亦各有所长。元时太医院程试科目，考较《素问》《难经》《圣济总录》，本尊《千金方》，重其选，故名医多。明试医士，不过论一篇，歌诀一首，此唐文恪叹京师无良医也。国朝《医宗金鉴》，博采众说，集其大成，永为万世楷模。

【按】为医当博极医源，融通古今。此次应诏进京，联系到"唐文恪叹京师无良医"，唐文恪即唐文献，字元征，号抑所，松江华亭人，万历十四年状元。出赵用贤门，以名节相矜许，于官不负其言。卒于任，谥文恪。有《占星堂集》。薛所云此，并非孤证，据考：明吕坤，字叔简，号心吾，河南宁陵人，万历二年进士。历官山西巡抚、刑部侍郎。曾呼吁振兴医学，并对民间医生考试选拔作详尽陈述，提出作为医生必须精通一部医书。

2. 论匏与瓠 （1880年10月5日，第49天日记）

连书樵（湖南巡抚李明墀推荐的新宁知县连自华）来，见墙头匏（páo）瓜累累，谓昂庭曰："注：'匏，瓠（hù）也。'陆机疏：'叶小时可为羹。'故《诗》曰：幡幡瓠叶，采之烹之。'匏与瓠为一物。"昂庭曰："不然。《国语·叔向》云：'苦匏不材，与人共济而已。'《诗》曰：'甘匏累之。'匏苦瓠甘，判然二物。若为一物，何以系而不食?"二人争执不已。余曰:"昴庭是也。《埤雅》:'长而瘦上曰瓠,短颈大腹曰匏。'传云:'匏谓之瓠。'误矣。盖匏苦瓠甘,腹有大小之殊,非一物也。系而不食,以苦故也。"

【按】薛宝田续引宋严粲《严氏诗辑》、南宋黄震《黄氏日钞》、汉魏曹植《洛神赋》及阮瑀《止欲赋》等所论,此处原文略。瓠,南通方言将未熟的西瓜称"瓠子",指白籽西瓜,即不甜的生西瓜。如今瓠子可指炒食的西葫芦瓜。

3. 论三传得失(1880年10月8日,第52天日记)

晚饭无事,灯下与昴庭论(春秋时期)三传得失。余曰:"老荒矣,不甚记忆,略举数条就正。左氏以鬻拳兵谏为爱君,以文公纳币为用礼。《公羊》以称元为王鲁,以祭仲废君为行权。《谷梁》以卫辄拒父为尊祖,以不纳子纠为恶内。此皆各有所失。《春秋》日食不书朔者九。左氏曰:'官失之也。'《公羊》曰:'二日。'《谷梁》曰:'晦也。'唐人以宪书推之,皆得朔日,则日食之义,左氏为长。葵丘之会,左氏曰:'不务德而勤远略。'《公羊》曰:'震而矜之叛者九国。'《谷梁》曰:'束牲而不杀壹明天子之禁。'与《孟子》合。则葵丘之义,《谷梁》为长。天王使宰咺来归惠公、仲子之赗,左氏谓子氏未薨,讥其非礼。盖以子氏薨在隐公二年也。岂知子氏乃隐公妻,非仲子乎?《谷梁》以为惠公之母,以子氏例以成风亦合。但《史记年表》惠公即位于平王三年。至隐公元年,历四十七年,而其母始薨,似太久远,当以《公羊》作桓母为是。此皆各有所得失也。然左世鲁史,亲见其书,其失少;公、谷得之口传,其失多。郑夹漈洵知言哉。"昴庭曰:"善。"

【按】三传指《左传》《公羊传》《谷梁传》,所述时间跨度300

余年。薛宝田先生读过三传，基本以3个主要史实来论其各有得失。第一个即《史记·十二诸侯年表》以《左传》为依据，云："鲁孝公称元年伯御立为君，称为诸公子"，一般或以鲁君为伯御，非孝公。至公元前796年"周宣王诛伯御，立其弟称，是为孝公"，方为孝公元年。另外还谈到"祭仲废君为行权""卫辄拒父为尊祖""以不纳子纠为恶内"等典故。第二说的是葵丘之会，此会在齐桓公三十五年（公元前651年）在葵丘（今河南民权县东北），是各诸侯结盟之事，《谷梁传》正确解为"束牲而不杀壹明天子之禁"。第三只要按鲁惠公公元前768—前723年在位，隐公公元前722—前712年在位，桓公公元前711—前694年在位，这三代诸侯的关系，《礼记·曲礼下》："天子死曰崩，诸侯曰薨。"隐公妻薨，即不是母薨，更不是《谷梁传》"以为惠公之母"。所以《公羊传》所云是正确的。薛宝田读三传对这些典故有深刻体会，启发我们要有这种深究学问真谛的精神。

4. 答昴庭问（1880年10月19日，第63天日记）

昴庭曰："五行乃天地自然之理。《易卦》起于《河图》，《洪范》本于《洛书》。《洪范》鲧堙洪水，汩陈其五行，何以《易卦》但取天地、风雷、水火、山泽？"余曰："少时阅赵瓯北《陔余丛考》，言伏羲画卦，专推阴阳对待变化之理，言阴阳而五行自在其中。五行之理，则另出于《图书》。唐虞之前，《图书》自《图书》，《易卦》自《易卦》，不相混也。自孔安国、郑渔仲辈，以阴阳五行，理本相通，故牵连于《易》中耳。此说似较有理。"昴庭亦深以为然。

【按】五行是中国古代特有的朴素哲学思想，最早见于《左传》

《国语》和《尚书·洪苑》等书中。医圣张仲景曰:"人禀五常,以有五脏。"精辟地概述了中医五行学说。河图洛书《易·系辞上》:"河出图,洛出书,圣人则之。"易卦,是《易》的卦象之一。先贤薛公"不相混"之说是正确的。先远祖朱熹公论曰:"五行之序,木为之始,水为之终,而土为之中。以河图洛书之数言之,则水一木三而土五,皆阳之生数而不可易者也。故得以更迭为主而为五行之纲。以德言之,则木为发生之性,水为贞静之体,而土为包育之母也……若夫土则水火之所寄,金木之所资,居中而应四方,一体而载万类者也。"善哉斯言。

5. 论三国纪年 （1880年11月5日,第80天日记）

昂庭谓余曰:"司马公以魏为正统,朱子以蜀为正统,孰得孰失?"余曰:"朱子得。司马公本陈寿《三国志》,寿为晋臣,伪魏是伪晋也。司马公似未论其世,亦智者千虑之一失也。欧阳公良史才,五代史义例谨严,皆法《春秋》,然不能黜朱梁纪年,颇开后人论端,亦类此。"昂庭韪之。

【按】北宋史学家司马光,英宗时任龙图阁直学士,在原《通志》受到赞赏的基础上,开始编纂《通鉴》,费时19年,搜集了除十七史以外的322种重要史籍,以年经事纬的形式,记述了周威烈王二十三年（前403年）,下限至后周显德六年（959）的史料。神宗为这历经1 362年的史书作序,曰"鉴于往事,有资于治道",所以赐书名为《资治通鉴》。是书为编年体通史,由于史实错综复杂,使用曹魏的年号"黄初",既不用蜀,也不用吴。陈寿是西晋的史学家,谯周弟子。《三国志》原魏、蜀、吴三志独立,后世合为一。纪传体史志,没有《通鉴》那么复杂。但魏志以君主称帝,叙入纪中；而吴蜀则称主，叙入传中。然蜀本无史，因陈寿是蜀人，留心蜀国历史，除《蜀志》所述较详，还有专写《蜀相诸葛亮集》一书。这是三国纪年一个基本概念。至于"朱子以蜀为正统"句，朱子指先远祖朱熹公，南宋哲学家、教育家，他完全可以对历史予以评述，至于史学家，如陈寿、司马光则以史实记录反映，即薛宝田最后一句话："然不能黜朱梁纪年，颇开后人论端，亦类此。"所以昴庭点头称是。

《北行日记》还有如"与昴庭谈汉学、宋学得失""与连书樵、昴庭谈医学""与昴庭论《春秋》人物""议《元史》"等文字记录。在闲暇时与友找议题以作谈资，足见其学识广博，医、文、史兼备，颇有深意存焉。

为慈禧诊脉的真实记录

民间一向有传闻，说的是皇帝内宫御医替太后看病是丝线测脉，而如薛宝田、仲学辂是民间征召的医生，也是用丝线吗？《北行日记》作了详尽的记录，揭开了所谓"悬丝诊脉"的疑团。不妨摘录如下：

1880年9月10日初诊脉案

八月初六壬寅（钟粹宫内）是日不垂帘。慈安皇太后正坐，皇上（德宗光绪）隅坐，内务府大臣皆跪。太医院堂官李德立引余与昴庭行三跪九叩首礼。礼毕，皇太后问余："何处人？"对以江苏人。问："多少年纪？"对："六十六岁。"问："从旱路来从水路来？"对："从海道来。"问："一路安静？"对："安静。"又谕："慈禧皇太后病要小心看。"对："是！"复随内务府大臣、太医院至长春宫。庭中花木与钟粹宫等，惟苹婆果树甚多，实将红熟。恭候慈禧皇太后召见。行礼毕，慈禧太后问何处人及年岁，对如前。内务府大臣、太医院跪左边，余与昂庭跪右边。

皇太后命余先请脉。余起，行至榻前。榻上施黄纱帐，皇太后坐榻中，榻外设小几，几安小枕。皇太后出手放枕上，手盖素帕，唯露诊脉之三部。余屏息跪，两旁太监侍立。余先请右部，次请左部。约两刻许，奏："圣躬脉息，左寸数，左关弦；右寸平，右关弱，两尺不旺。由于郁怒伤肝，思虑伤脾，五志化火，不能荣养冲任，以致胸中嘈杂，少寐，乏食，短精神，间或痰中带血，更衣或溏或结。"皇太后问："此病要紧否？"奏："皇太后万安，务求节劳省心，不日大安。"内务府大臣广（按：即广寿，字绍彭，满洲镶黄旗人。咸丰九年己未科翻译进士）奏："节劳省心，薛宝田所奏尚有理。"皇太后曰："我岂不知，无奈不能！"皇太后问："果成劳病否？"奏："脉无数象，必无此虑。"退下，仍跪右边。俟昂庭请脉毕，同太医院先出。随后薛抚屏、汪子常、马培之进，请脉。余与昂庭到太极殿东配殿，立方内。内务府大臣、太医院与诸医毕至方内，先叙病原，次论方剂。草稿呈内务府太医院与诸医，看后用黄笺折子楷书，进呈皇太后御览。所用之药，内务府大臣用黄签在本草书上标记。御览后，御药房配药。

【病案记录】病由积劳任虑，五志内烦，伤动冲、任、督，以致经络久虚，元气不能统摄。盖心、肝、脾三经，专赖冲、任脉中之血周流布濩。血为阴类，静则阳气斯潜，五志不扰。金匮杂病论各方，以调和冲、任为紧要。《难经》云："心不足者，养其营卫。"营卫为血脉之所生，心为之主。然营卫起于中州，肝、肺、脾、肾实助其养。养其四脏，则心自安矣。腿足无力，气血不荣也；精神短少，宗气亏也；痰中带血，木火上炎也；更衣或溏或结，脾气不调也；背脊时冷时热，督脉空虚也。谨拟养心、保元二汤加减：

人参　云茯苓　酸枣仁　柏子仁（炒）　甘草　怀山药

大白芍　当归身　杜仲（炒）　熟地黄（炒）　牡蛎　龙眼肉

次日，内务府大臣恩（即恩承，字露圃，满洲正白旗人，叶赫那拉氏，时任礼部尚书兼步军统领）传慈禧皇太后懿旨："浙江巡抚谭所荐医生，看脉立方均尚妥。"闻命之下，愈滋悚惧。

1880年9月14日品鉴野山参

八月初十日丙午，余与马培之、汪子常请脉。立方以归脾汤为主，加香附，因圣躬左胁微痛也。时吉林将军进人参二支，皇太后命各医看，连根须长尺许，其色金黄，其纹多横，其质坚硬。尝其须，味微苦，渐回甘。嚼之津液满口，须臾融化，真上品也。

次日，去香附，加枣仁，因圣躬气痛愈，夜间少寐也。

1880年9月16日吉林人参颇有效

八月十二日戊申，皇太后脉气甚平。昨用人参一钱，精神顿健，皇太后甚喜，云："吉林人参颇有效，仍照用。"出，照原方进御。

1880年9月17日皇太后喉中有酸水

八月十三日己酉，公议立方，去酸枣仁，加益智仁、佩兰叶，因皇太后喉中有酸水也。

1880年9月20日皇太后喉中发干

八月十六日壬子，公议立方，去益智仁，加霍山石斛，因皇太后喉中发干也。

1880年9月21日皇太后便微溏

八月十七日癸丑，早起，甚凉，着薄棉袍褂。公议立方，去霍山石斛，加苍术、木香，因皇太后外薄新凉，便微溏也。

1880年9月22日皇太后夜寐不安

八月十八日甲寅，公议立方，去木香，加茯神、远志，因皇太后昨日召见诸王公大臣、六部九卿、翰詹科道，论中外涉事，劳神，夜寐不安也。是日，湖南新宁县知县连自华（号书樵）到京。召见，请脉。

1880年9月26日皇太后胃口不旺

八月二十二日戊午，公议立方，原方去牡蛎，加谷芽、佩兰叶，进御，因皇太后胃口不旺也。

1880年9月27日皇太后腹微泻

八月二十三日己未，公议立方，原方加苍术、木香，因皇太后腹微泻也。

1880年9月29日皇太后腰痛

八月二十五日辛酉，公议立方（昨原方去苍术，加杜仲），原方加胡桃、破故纸，因皇太后腰痛也。

1880年9月30日皇太后背梁发凉

八月二十六日壬戌，适湖北候补道程春藻（号丽芬）到京，召见请脉，立方用桂枝、鹿角霜。同时马培之、薛抚屏请脉，公议立方。以原方去木香，加桂枝，因皇太后背梁发凉也。（按：新到京的程春藻，建议用桂枝、鹿角霜，合议后不用鹿角霜，其性味、功用此处颇堪细酌。）

1880年10月4日皇太后诸恙就痊

九月初一日丙寅，余与薛抚屏、马培之、程丽芬请脉。皇太后脉象平和，诸恙就痊，唯气血未充。公议立方，用归脾汤去木香，加肉桂二分，以通血脉也。

1880年10月7日（寒露前一日）

九月初四日己巳，着厚棉袍褂。余与马培之、薛抚屏、汪子常请脉，脉象大安。方用归脾汤去木香、肉桂，加益智仁。内务府大臣志（即志和，字叔雅，满洲正蓝旗人，费莫氏，时任左都御史）传慈安皇太后懿旨："慈禧皇太后圣躬虽渐就痊，气体尚弱，劳神既觉不适。谕太医院及各医生，缓请报大安，钦此。"

1880年10月12日皇太后痰中带血

九月初九日甲戌，余与薛抚屏、连书樵请脉。公议立方，前方去干姜、苍术，加甘草、茜草，因皇太后痰中带血也。

1880年10月16日皇太后痰中无血

九月十三日戊寅，公议立方，皇太后痰中无血，仍用归脾汤。

1880年10月20日皇太后脉症俱极平安

余与马培之、薛抚屏请脉。皇太后脉症俱报平安，用归脾汤去木香，加白芍、益智仁，进御。

1880年10月22日慈禧皇太后懿旨

九月十九日甲申（霜降前一日），内务府大臣恩面奉慈禧皇太后懿旨：赵天向、薛宝田、仲学辂、连自华均各回原省，钦此。

次日，程春藻亦奉皇太后懿旨回鄂。

【按】据《中国历史大事年表（近代）》载：光绪七年六月二十五日（1881年7月20日）以慈禧太后现已大安，清廷奖叙各省保送来的医士薛福辰（字抚屏）、汪守正（字子常）、马文植（字培之）及推荐医士之各省巡督抚。另据记载，上述三位医生均赏给匾额，汪匾曰"业奏桐雷"。先太师马培之在他所著《纪恩录》中记为御赐匾额两块：一书"福"，一书"务存精要"。薛抚屏匾内容不详。

薛宝田应诏进宫，时年七十（谭钟麟《北行日记·序》），而面奏两宫皇太后时以"六十六岁"应答，实为讨口彩之辞。请脉之后，答太后问简练得体，要言不繁。《素问·阴阳别论》曰："二阳之病发心脾，有不得隐曲，女子不月"，心脾之病证，明显者多，后两句乃指或男或女的隐晦的病证，经云仅作提醒医者，但不可拘泥若此。慈禧生于清道光十五年十月初十日（1835年11月29日），慈禧诊病时年四十五岁，属更年期，其月事讳莫如深，若问则大逆不道。所以能够先用《证治准绳》养心汤，合《景岳全书》保元汤参用，继之以归脾汤为主随症加减，经过公议立方，精心调治获愈，看似寻常，实属不易。

北行诗之心境与思乡情怀

薛宝田的诗友余本愚（1816—1883），字古香，安徽休宁人。曾任浙江金华知县，有《十华小筑诗钞》存世。他读《北行日记》说："展诵一过，备极详明。如纪趋应内廷各则，别饶藻缋，眼界一新。至写皇都富丽，渤澥汪洋，北马南船，晓风残月，诗情画意，历历如在目前，皆纪实也。"薛宝田作为一名有高超的医术，且兼具诗文修养的医生也确不多见。薛宝田的诗作6首曾收载于他的另一诗友皋名、如僧悟堂和尚（1825—1912）编撰的《莲因集》里。薛逝世后曾有《挽薛心农学博》诗：云："魂返枫林江阁梦，愁坐宦海故人心。木鱼馈惠情如昨，使我惊晨发性音。"现另选6首薛宝田的诗，以供赏析。

1. 舟行黄浦江（出行第六日）

黄昏过海浦，夜色不分明。

月暗犬群吠，潮来船逆行。

灯光摇岸远，霜气逼襟青。

身已重洋出，欣然酒共倾。

此作于当年（即应诏之1880年）七月十八日，时届处暑，《日记》云："风顺，早晚潮汐。过黄浦江，与昂庭论春申君轶事。"春申君即战国时楚国贵族黄歇，曾于江苏吴地（包括上海）救秦人质太子完（即考烈王）脱险。考烈王十五年（公元前248年）成为他的封地，门下食客三千。相传他疏浚河流曰："黄歇浦"，即今黄浦江，上海也简称"申"。所以过黄浦江时触景生情，畅谈春申君轶事，诗中饱览自黄昏至夜的黄浦江景色，初征北上的愉悦心情跃然纸上。

2. 诊太后脉恭记

博士羊曾啖，天厨馔又尝。

尧葱兼舜韭，玉液并琼浆。

罗列麒麟脯，追陪鹓鹭行。

幸叨储药笼，圣寿祝无疆。

入宫第二天，即八月初六日为慈禧首诊。"博士羊"句薛自注"余昔司训上元"，意即曾为江宁府训导。将"麒麟""鹓鹭"喻作朝廷命官，记录了在东配殿与内务府大臣同桌用膳，又尝到皇室的菜肴。《日记》云："席备满汉珍馐，罗列尤美者还有乳茶、红萝卜丝汤、京米粥、乳饼，皆市所未有。"全诗最后意思是幸亏平生积攒了一些医疗技术，但愿太后长寿无疆。有一种最底层官吏的美好情怀。

3. 中秋与昴庭赏月（二首）

晚，与昴庭小酌赏月，谈京华旧事。人事虚舟，物情飘瓦，不胜今昔之感。得绝句二首：

> 暮年犹自走幽燕，往事重提觉黯然。
> 天上姮娥应笑我，今宵相见七回圆。

> 不用晨钟暮鼓吹，功名心已早成灰。
> 九霄得傍今何幸，也算高寒顶上来。

诗序中有"人事虚舟，物情飘瓦"句，语出宋司马光《酬王安之闻罢真率会》诗："虚舟非者意，飘瓦不须喷。"又《庄子·达生》："虽有忮心者，不怨飘瓦。"忮心，即怨恨在心，京华旧事，大体指早年随父到京城应试，薛宝田自注："余幼随侍先君银槎公及应京兆试，计在京六度中秋。"这句话证明他的父亲到京兆是顺天乡试，名曰"秋闱"，"六度中秋"，屡试不中，花费当然非同寻常，对薛宝田也产生"功名心已早成灰"。这种人事和物情的巨大变化，面对皎月，感叹万千。

4. 寓贤良寺与昴庭散步偶感

饭毕，趋出回寓。与昴庭散步，徘徊庭树间。西风萧瑟，寒鸦满林，与江乡光景不同。得诗一首：

> 寒鸦作冬声，乌乌朝复暮。
> 出必自有群，归亦各有树。
> 嗟嗟尾毕逋，瑟缩遗反哺。
> 落照满荒台，望断江南路。

此诗写于九月初一日，时在1880年10月4日，离寒露还有四天。薄暮之中西风萧瑟，寒鸦在林间寻找一个可以落脚的树杈，于是不停地鸹噪。这预示寒冬即将来临，触动了诗人的内心情感，思乡之中反觉有一丝悲凉，如"寒鸦""冬声""朝复暮""瑟缩""荒台""望断"，都是真实写照。

5. 晓出崇文门

卯初，与昴庭坐车出崇文门，往通州。大风扬沙，黄叶满地。得《黄叶》诗一首：

> 驱车破晓东门出，万树经霜叶叶黄。
>
> 遥指前村流水渡，依稀风景似江乡。

此诗写于十月初一日，时在1880年11月3日，距立冬仅四天。崇文门，元朝时为文明门，因哈达天王在门内，故又称哈达门。明正统年间改为崇文门。原诗自题《黄叶》，悟堂和尚《莲因集》改为《晓出崇文门》，与诗人的心境更为贴切。卯初，在北京的初冬也是拂晓"遥指前村流水渡，依稀风景似江乡"。思乡心切，溢于言表。

6. 红叶

大风，舟难行，两岸红叶，纷纷齐下。得诗一首：

> 枫林昨夜染霜华，片片新红映水涯。
>
> 十里珊瑚樵子路，半江卷画钓人家。
>
> 何当暖酒西风冷，为是停车夕照斜。
>
> 晚节犹能同绚烂，惟看老圃有黄花。

　　此诗写于十月二十日，是日交小雪。时在1880年11月22日，船亦行至余杭地界，离杭州不消一日路程，因为风大，船行受阻，但见两岸经霜枫叶纷纷落下，江中有渔民在撒网捕鱼，构成一幅美丽的初冬画卷。此时诗人想起北宋名将韩琦，后被封为魏国公的《九日小阁》诗。这诗中"虽惭老圃秋容淡，且看黄花晚节香"，是一首脍炙人口的诗句，借喻自己"晚节犹能同绚烂，惟看老圃有黄花"。他一生能有应诏为慈禧太后诊病的机会，总算画上一个圆满的句号。

　　《北行日记》全书7万字，为该书写序者14人，题词作诗者8人，其字数占全书的1/3。其大都为地方官吏，也有名人学者和诗人。今以历任浙江杭嘉湖道丰绅泰（？—1908，字和廷，号云鹏，满洲镶红旗人）一首题诗，作为本文的结束语：

　　　　调梅尝草妙推移，卢扁声名动帝知。

　　　　本以活人兼活国，不为良相即良医。

　　　　扁舟海上来和缓，长乐宫中觐圣慈。

　　　　似此遭逢今古罕，迎年先送一章诗。

〔写于2015年5月31日〕

中医药学革新先驱——张锡纯先生

——读《医学衷中参西录》70年记

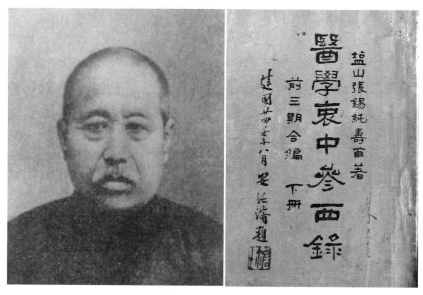

张锡纯先生及其著作

记得我是在20世纪40年代读到张锡纯先生的《医学衷中参西录》。这是一个前三期合编的上下册，1935年在天津发行的第5版，到我手中品相还不错。张锡纯是近代中医药学革新的先驱，名闻遐迩。这是一套正版书，书后有锡纯先生长男张荫潮（字春生）钤印一方，并有《紧要启事》一则，为维护发行人的正当权益，抵制盗版印刷而作的"郑重声明"。有发行人印章的书确实少见，反过来说，因为其书内容好，盗印者有利可图，非法渔利，迫使张氏后人

46

有此一举。

张锡纯（1860—1933），号寿甫，祖籍山东诸城，明初迁居直隶盐山边务里。其父张彤元（字丹亭），清末庠生（按：庠生，科举制度中府、州、县学生员的别称）。尊先祖张菜友三公《张氏家乘》垂训来兹，谓"凡后世子孙，读书之外，可以学医"。丹亭公不仅教私塾，善诗画，有《莲香斋诗稿》，还通医。张锡纯母亲刘氏，也出身于书香门第。所以，自幼在父母教育下，10岁便能诗善文，后有《种菊轩诗草》1卷，曾附在《医学衷中参西录》第6期。不仅诵读经史子集，还将范文正公"不为良相，则为良医"句藏于心，及稍长，父亲授以方书，研读颇有心得。曾两试秋闱不第，遂广求方书，搜阅中医典籍及至国朝诸家著述百余种。他饶有悟性，在《医学衷中参西录·自序》中云："夫事贵师古者，非以古人之规

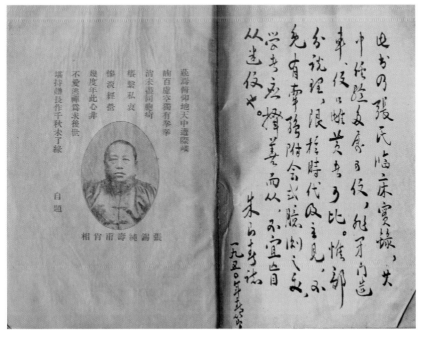

朱良春珍藏的《医学衷中参西录》(扉页题有读后感)

矩准绳限我也，惟藉以瀹我性灵，益我神智。迨至性灵神智洋溢活泼，又贵举古人之规矩、准绳而扩充之，变化之，引申触长之，使古人可作，应叹为后生可畏。凡天下事皆宜然，而医学何独不然哉。"此中透露张氏革新精神的由来。曩年，我读其《自序》首句："医虽小道，实为济世活人之一端。故学医者，为身家温饱计则愿力小；为济世活人计则愿力大。而此愿力之在锡纯，又非仅一身之愿力，实乃祖训斯绍也。"先父昶昇公也曾谆谆诚勉我："你行医，不需要你挣多少钱，你只要做到积德行善，济世活人就可以了。"加上1938年我的恩师章次公先生在我独立行医，到南通开业之时，题赠"发皇古义，融会新知"，又刻印一方"儿女性情，英雄肝胆，神仙手眼，菩萨心肠"，在济世活人的征程上寄以重托。"济世活人"啊！作为职业医者肩负的重担，怎敢懈怠，所以学习和研读《医学衷中参西录》，与自己的思想相契合。至于西学也为吾当时所祈愿，读张《序》结尾有点睛之笔，曰："然斯编于西法非仅采用其医理，恒有采其化学之理，运用于方药中者，斯乃合中西而融贯为一，又非若采用其药者，仅为记问之学也。特是学问之道，贵与年俱进，斯编既成之后，行将博览西法，更采其可信之说与可用之方，试之确有效者，作为续编。此有志未逮之事，或即有志竟成之事也。"此字字珠玑，沁人心脾，抚卷良久，不能自已，遂抓紧业余时间精细通读，因原书竖排铅印本未作标点，读时自标点，并作重点记号，或作眉评，或作圈点，尤以结合自己的临床更为贴切，也试拟歌括若干条，有加强记忆之效。兹录如下。

资生汤方　资生汤治劳弱甚，脉来虚数诊宜审，
　　　　　　鸡金山药术玄蓁，热加地黄自安枕。

参麦汤方　参麦汤中芍半苏，牛甘山药共医扶，
　　　　　　阴亏肺弱痰劳嗽，结核诸疴总弗虞。

既济汤方　汤名既济固阴阳，脱证宜将此药尝，
　　　　　　萸地山苓龙牡芍，更添乌附效立彰。

定心汤方　怔忡治用定心汤，酸枣山萸柏子霜，
　　　　　　龙眼乳香龙牡没，热加生地保安康。

清金解毒汤方　清金解毒用黄芪，乳没玄沙贝与知，
　　　　　　　　甘草牛蒡三七入，能疗脓血肺中靡；
　　　　　　　　肺痈将起须增损，加忍删芪用姑宜。

安肺宁心丸方　肺中痰火虚热伏，安神宁嗽丸常服，
　　　　　　　　桑叶儿茶苏草硼，研末蜜丸病可复。

镇逆汤方　镇逆汤为治吐方，赭杏夏芍胆萸姜，
　　　　　　台参合入扶元气，降逆平冲效最良。

参赭培气汤方　参赭培气治膈食，补正降逆两不失，
　　　　　　　　天冬半夏苁蓉归，知母柿霜功足述。

（眉批：治膈噎初期及梅核气甚效。）

化血丹方　化血丹中花蕊石，血余三七共研良，
　　　　　　功能擅治诸般血，止血消瘀两见长。

（眉批：止血有著效。）

玉液汤方　消渴功推玉液汤，黄芪山药葛根将，
　　　　　　鸡金知母天花味，止渴升元意义长。

（眉批：对部分病例确有显效。）

三鲜饮方　三鲜饮治虚劳证，虚热痰红用此良，
　　　　　　鲜藕鲜茅鲜小蓟，煮汤频饮效非常。
　　　　　　倘若便滑茅除半，山药研调胜玉浆。

（眉批：小蓟用大量对咯血、尿血甚效。）

秘红丹方　秘红丹擅疗肝郁，吐衄顽疴赖此方，

桂赭大黄同作末，赭汤送服桂黄良。

敦复汤方　敦复汤中补骨脂，台参乌附核桃宜，

山萸山药鸡金茯，肾弱脾虚此可医。

宣阳汤方　宣阳汤里野台参，肤麦灵仙四味寻，

气弱失宣溲不利，此方机理最渊深。

济阴汤方　济阴汤治阴虚损，血少难濡小便艰，

熟地生龟地肤芍，临床审证用须娴。

寒通汤方　下焦热结膀胱塞，小便难通痛苦深，

宜用寒通汤内服，芍知滑柏溺如霖。

（眉批：由湿热郁结，蓄积不解而致之"前列腺增生"及"膀胱结石症"，可加金钱草，服之有效。）

鸡胵茅根汤方　鸡胵茅根汤，善能治鼓胀，

煎时生姜放，服后二便畅。

理血汤方　理血汤用生山药，龙牡螵蛸茜草资，

白头翁与阿胶芍，便血去阿龙眼施，

溺血更加龙胆草，血淋浊瘀热证宜。

膏淋汤方　膏淋汤治乳糜尿，山药芡实龙牡妙，

党参生地白芍加，补虚化滞利阴窍。

（眉批：通治乳糜尿症。）

砂淋丸方　砂淋丸内用鸡金，芪芍知硼治石淋，

硝石朴硝能化石，消瘀解热复滋阴。

（眉批：泌尿系结石症也。）

益脾饼方　益脾饼用术干姜，加入鸡金轧细良，

枣肉捣泥同作饼，脾虚久泻食之强。

加味天水散方　暑日泄泻肌烧灼，燥渴溲少喘促恶，

　　　　　　　　加味天水散有功，滑石甘草加山药。

三宝粥方　三宝粥能疗久病，山药轧细煮粥糜，

　　　　　　三七末与鸦蛋子[①]，将粥送服病可治。

理痰汤方　理痰汤里芡陈苓，夏芍脂麻柏子仁，

　　　　　　病变皆缘痰壅甚，临床投此疾斯宁。

升陷汤方[②]　升陷汤中重用芪，升柴桔梗又加知，

　　　　　　　气虚加参或黄肉，大气撑持病自夷。

活络效灵丹　传来活络效灵丹，乳没当丹四味安，

　　　　　　　经络湮淤诸痛起，随宜加味注中观。

（眉批：此方妙用无穷，内外证凡属实者均可用之，定痛之功甚著。）

从龙汤方　从龙汤内龙牡苏，芍药牛蒡半夏俱，

　　　　　　热加石膏痰喘治，小青龙后此方需。

（眉批：附于小青龙汤之后。）

清解汤方　温病初得宜清解，头疼身热壮热在，

　　　　　　薄荷蝉蜕石膏甘，辛凉开达此方采。

（眉批：此麻杏石甘汤之化方也，颇具妙思。）

寒解汤方　寒解汤中用石膏，蝉蜕知母与连翘，

　　　　　　温邪口渴周身热，表束头疼服此消。

仙露汤方　汤名仙露治寒温，表里阳明热共存，

　　　　　　石膏玄参连翘米，酌情善用病无痕。

青盂汤方　青盂汤里鲜荷味，石膏羚羊知蝉蚕，

　　　　　　金钱重楼粉甘草，瘟疫斑疹此方探。

---

①　鸦蛋子即苦参子。

②　此汤方，原书加述理论及医案撰有30页，理论占其六，有病案近30例，且夹叙夹议，甚为精到详细，读时感佩大师手笔非同寻常。

卫生防疫宝丹方 卫生防疫丹如宝，甘草细辛薄荷脑，

白芷冰片加朱衣，一切痧证服之好。

（眉批：此方妙用甚多，乃临床常备之品。在临床应用上极为广泛，除阴虚阳亢、温邪高热、血热妄行者外，凡诸种不适、多种疼痛、瘟疫急痧、呕泻腹痛等症，都可施用。若干急症、异病，皆赖以救治。曾有一中年王姓理发师，以暴怒而致气闭不语，懊恼莫可言喻，诸医束手，嗣邀本人诊治。投以此丸30粒，15分钟后即神清气爽，言语如常，调理而安。特别是本方在夏季经常含服，能辟疫防病，对加强预防有一定作用，值得推广应用。）

逐风汤方 逐风汤善疗抽掣，破伤中风病莫制，

黄芪羌独与当归，全蝎蜈蚣除病厉。

镇肝熄风汤方 张氏镇肝熄风汤，龙牡龟牛制亢阳，

代赭天冬元芍草，茵陈川楝麦芽襄。

痰多加用胆星好，尺脉虚浮萸地匡；

浮纳赤脂热纳石，肠虚龟赭去之良。

（眉批：治动脉硬化症、高血压有效。）

振颓汤方 振颓汤专治痿废，黄芪知母台参配，

术归乳没威灵仙，干姜牛膝病能退。

振颓丸方 振颓丸亦治痿废，偏枯痹木用亦对，

参术当归制马钱，乳没蜈蚣山甲配。

（眉批：亦可移治顽痹。）

理冲汤方 理冲汤治月经病，癥瘕积聚瘀消行，

参芪术药花知母，三棱莪术鸡金并，

煎成好醋加少许，因症加减注详明。

理冲丸方 理冲丸内用水蛭，三棱莪术归芪列，

桃仁知母蜜为丸，行瘀攻积逐恶血。

（眉批：治癥癖有显效。）

固冲汤方　固冲芪术龙牡萸，螵茜棕边芍倍俱，

　　　　　　热加生地寒乌附，血崩服此复何虞。

（眉批：对妇女崩漏甚效。）

清带汤方　清带汤治赤白带，龙牡螵茜山药会，

　　　　　　单赤白芍苦参加，单白鹿霜白术赖。

寿胎丸方　寿胎丸能治滑胎，菟丝续断寄生该，

　　　　　　阿胶和药为丸服，气虚加参陷芪开，

　　　　　　食少加术应补骨，热加生地细剪裁。

（眉批：固胎有效。）

安胃饮方　安胃饮专治恶阻，半夏青黛赤石脂，

　　　　　　调入蜂蜜徐徐饮，便结去脂加赭宜。

（眉批：治妊娠恶阻之严重者甚效。半夏亦无堕胎之弊，虽用生者亦无反应。对于妊娠恶阻，呕吐泛恶症情严重者，曾用生半夏三钱，生赭石五钱，生姜两片，同煎，令患者每隔10分钟左右饮服一口，缓缓咽下，不可大口连续饮服，屡奏佳效。因为这样每隔10分钟缓缓饮用，既能防止药力过猛，又避免药量过多而引起呕吐。一般在服药后呕吐即止，饮食渐思，精神也渐复振，以至痊愈。后来改用姜半夏三至五钱也有效。）

滋乳汤方　滋乳汤专治少乳，黄芪当归知母伍，

　　　　　　玄参山甲六路通，王不留行蹄汤辅。

消乳汤方　消乳汤中知母饶，丹参山甲共银翘，

　　　　　　瓜蒌乳没同煎服，乳部痛疼一起消。

（眉批：本方不仅能治乳痈初起，红肿疼痛，而且对其他各种疮疡红肿疼痛，属于阳证者，亦可应用。）

张氏《医学衷中参西录》前三期八卷称《处方学》，因其理论

与实践兼备，且有中西汇通的内容，"处方学"为后人所拟，颇中肯綮。共168方，均为张氏创制。我仿汪切庵《汤头歌诀》笔意，选作歌括44首，仅其中1/4。为加强记忆，促进对方剂的理解和深化，确可付于临床应用，灵活变通大有裨益，70多年来赖此得益甚多。然而，张锡纯先生治学十分严谨，每以"学问之道，贵与年进"而自强不息。仅读此前三期，深感他在理论上有许多独创见解，力倡阴血、大气等诸论，均有深远的理论意义和临床价值。兹爰举于次：

张氏倡"阴血不足"，而重在脾胃；以肝脾为中枢"重在阴血"。此说虽本于《内经》，但却融丹溪、东垣及诸家之说而别树一帜。强调已病恒阳常有余，阴常不足，当调其阴阳，或滋阴以化阳，或泻阳以保阴。宜其治者，十之八九，说明其临床实用之广泛。张锡纯认为："人之脏腑有气、有血、有功用、有性情，西人剖验之学，详于论血，略于论气，解脏腑之功用，未识脏腑之性情，究于医学未臻醇备。斯编论脏腑之气血及其功用、性情，不但多为西人所未发明，即汉晋以来名医亦多未发明者。"其中谈及脏腑之"性情"确为张氏独有之发挥，以至于用药在细微处投脏腑之"性情"所好。阐曰："慎柔和尚（指明末僧医胡慎柔，法名释住想）治阴虚劳热专用次煎。取次煎味淡，善能养脾阴也。"又"治阴虚专责重于脾，人亦多不解。陈修园谓：脾为太阴，乃三阴之长。故治阴虚者当以滋脾阴为主，脾阴足，自能灌溉诸脏腑也"。张氏《医学衷中参西录·例言》列30则，实乃论药性与脾胃消化吸收，药力传输分布的原理，见解独特。他认为"潞党参皮色微红，生于潞安紫团山，故又名紫团参。其补力亚于台党参，而性平不热，用于气虚有热者甚宜"。又"黄芪入汤剂生用即熟用，不必先以蜜炙。若用治疮疡，虽作丸散，亦不宜炙用。王洪绪《证治全生集》曾详言之。

至于生用发汗，熟用止汗之说，尤为荒唐。……是知其止汗与发汗不在生熟，亦视用之者何如耳"。又："细辛有服不过钱之说，后世医者恒多非之，不知其说原不可废。凡味辛兼能麻口之药，若花椒、天雄、生半夏，大抵皆有此弊，不单细辛也。盖能麻口者，即能麻肺，肺麻则其呼吸即停矣……由是观之，用药可不慎哉！"等等，所论药物全与"性情"有关，而药物性情又与脾胃"阴血"攸关。由人体吸收后对各脏腑的反应来看，张氏所指"阴血"实指现代所云"胃消化酶"，由于缺乏胃消化酶，而致脾胃消化食物功能低下，即所谓"阴血不足"。与姜春华学兄分析朱丹溪"阳常有余阴常不足"论，认为"其实朱氏的阴，实指性生活之精液，而非指人整体阴阳之阴"，有异曲同工之妙。

张锡纯先生之论"大气"，深研《内经》，结合临床，反复推敲，运用古方，增进认识，精益求精。他认为"大气"不但为诸气之纲领，而且为周身血脉之纲领。大气之主要病理，就是因虚而下陷。他说："此气一虚，呼吸即觉不利，而且肢体酸懒，精神昏愦，脑力心思为之顿减，若其气虚而且陷，或下陷过甚者，其人即呼吸停顿，昏然闷觉。"此说无论在内伤慢性衰弱病证，或外感急危重症过程中，均可见到，实系心肺功能极度低下，全身衰竭所致，需急予升陷汤以升举之。临床施用，屡起沉疴，治验记载，历历可数。若认证不清，而误投开破气分之药，往往祸不旋踵。这对临床有极大的指导意义。

张氏之论"人气"颇费功夫和时日，亦反复自勉"学问之道，贵与年俱进，精益求精"。1909年（己酉年）有"大气"详述，及至《医学衷中参西录》原第五期已是1928年（戊辰年），时隔19年，在《例言》中述："愚向以胸中之气即元气，后乃知元气在脐，大气在胸，向以心中之神明为元神，后乃知元神在脑，识神在心，此编之论说，间有与前数期不同者，当以此编为是。"于是才编有《元气诠》《大气诠》两论。他认为"大气关于人者之紧要矣"。引《灵枢·五色》篇，雷公问曰："人无病卒死，何以知之？"黄帝曰："大气入于脏腑者，不病而卒死。"他说："夫人之膈上，心肺皆脏，无所谓腑也。经既统言脏腑，指膈下脏腑可知。以膈上之大气，入于膈下脏腑，则膈上无大气以鼓动肺脏之阖（xì 戏）辟，其呼吸必然顿停，是以无病而猝死也。此乃胸中大气下陷之证也。"由此可见，张氏对此中医理、病理孜孜以求的精神，令人感佩。

他所创制的升陷汤，经过临床多次体验，他深情地说："愚深悯大气下陷之证医多误治，因制升陷汤方，载于三期第四卷，方系生箭芪①六钱，知母三钱，桔梗、柴胡各一钱五分，升麻一钱。气分虚极下陷者，酌加人参数钱；或再加净萸肉数钱，以敛收气分之耗散，使已升者不至复陷更佳；若大气下陷过甚，至少腹下坠，或更作疼者，宜将升麻倍用二钱。"兹抄录验案一例如次：

奉天大东关于氏女，出嫁而孀，依居娘门。其人善英文，英商在奉者，延以教其眷属。因病还家中，夜忽不能言，并不能息。其同院住者王子冈系愚门生，急来院叩门求为援救。因素为诊脉调药，知其大气虚损，此次之证，确知其为大气下陷，遂为疏方用生箭芪①一两，当归四钱，升麻二钱，煎服，须臾即能言语。翌晨昇至院中，诊其脉沉、迟、微、弱，其呼吸仍觉短气，遂将原方减升麻一钱，又加生山药、知母各三钱，柴胡、桔梗各一钱，连服数剂痊愈。

【按】此证脉迟仍用知母者，因大气下陷之脉大抵皆迟，非因寒凉而迟也，用知母以济黄芪之热，则药性平和，始能久服无弊。用

①箭芪即黄芪。

药精到，非高手不能为也。

先生在辨证立法上认真精细，审辨明确，特别是制方用药，更有独到之经验；对前贤既定者，多能探奥索隐；对古人未发者，恒有增补创新。他所创之168则效方，师古而不泥古，诚如其所说："证之道，不用古方，不能治病；拘守古方，亦不能治病"，是很有启迪意义的。处方精炼，简要不杂，用药多在5～8味，其配伍之思路，多有发挥与创新。例如他的镇逆白虎汤、仙露汤、寒解汤、凉解汤、和解汤，均从白虎汤衍化而来，治各有主，微妙名义，层次井然，别具匠心，可谓戛戛独造。

他是一位临床医家，勇于实践，勤于思考，敢于创新，真是"胸中自有炉锤，善于熔铸冶炼"。他制订新方，清新熨帖，疗效卓著，沉疴立起。例如：参赭镇气汤治虚喘（心脏性喘息）；滋膵饮

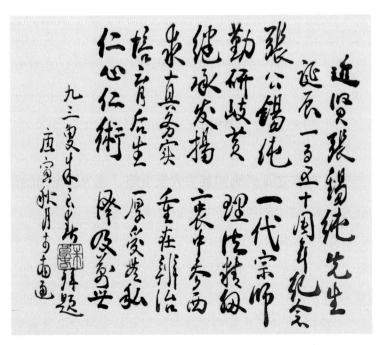

2010年朱良春为纪念张锡纯诞辰150周年题词

（膵cuì翠，胰的旧称）治糖尿病；化血丹治各种出血；镇肝熄风汤治中风（包括高血压脑病、脑动脉硬化、脑血管意外）；振颓丸治颓废（脑血管意外后遗症、截瘫、类风湿关节炎而致运动功能障碍者）；参赭培气汤治膈食（食管憩室、食管癌变、贲门癌变而致之呕逆）；卫生防疫宝丹治霍乱、吐泻转筋及一切痧证（包括急性胃肠炎、食物中毒）；硝菔通结汤治大便燥结不通（肠梗阻）；活络效灵丹治癥瘕、心腹疼痛（心绞痛、宫外孕）；理冲汤治闭经；固冲汤治血崩；安胃饮治恶阻；大顺汤治宫缩无力之难产等方，均有立竿见影、覆杯而愈之佳效。其他如眼科、咽喉及疮科诸方，也多实践有效之方，充分说明张氏经验宏富，不仅精于内、妇科，而且旁及其他专科。他珍贵的实践经验，值得整理继承，加以推广。

《医学衷中参西录》是张锡纯先生从医从教多年竭力的心血之作，他主张衷中参西，医学宜汇通中西，处世为人以"志诚"为善，行医交友不作意气之争，书斋名"志诚堂"。自前三期（即处方学结集）己酉年（1909）孟春自序，到1918年在奉天初版历9年，其例言列30项，皆落到理论与医药实践基础，为近世医书所仅见，及至1935年共七期分五次全部出齐，后四次分别为药物讲义、医论、医案附诗草、伤寒讲义，最后一次付梓已是先生身后之事。他善于抉剔幽微，钩玄提要，触类旁通，探微知著，颇多精辟见解，至今仍有指导意义和实用价值。

《医学衷中参西录》逾百万言，是张氏毕生之宝贵经验结晶，理法俱备，方药周全，随时翻阅，得心应手，确是一部中医工作者的必备参考书。

〔1985年在河北省沧州市召开的张锡纯先生学术思想研讨会上
交流发言，2015年5月作较多补充〕

冉氏御医五代世所罕见
雪峰父子三人著述恢宏

——读《冉氏释名本草》溯源

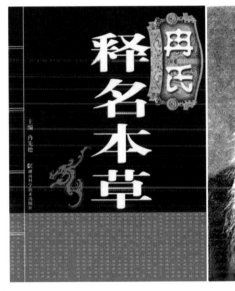

《冉氏释名本草》书影

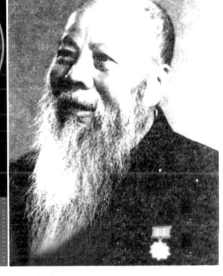

冉雪峰先生（1879—1963）

2010年4月，由张碧金编辑寄来湖南科学技术出版社印行的《冉氏释名本草》钜册，原来这是由冉雪峰前辈其幼子先德教授所著。其内容宏富，以药味准确释名，有诸多衍生义，如原生药的植物形态，生长地域环境和特性，其单味药的性味、归经、功效和主治，还有用法用量、配伍禁忌等，阐发详细全面到位。尤以药物的主治及其功效，用药理、作用、病机来叙述，条理清晰，纲举目张，其间融入冉氏世医家传诸多的独特经验，一书兼备植物学、药理学

59

和临床治疗学而统称中草药学，的确是开拓性之作。

拜读书名，便知非冉先德教授一人临床积累，而是集七代传承的丰富而宝贵的经验，组织了庞大的近40人合作编写。即当代，先德尊人冉雪峰已名闻遐迩。那是1956年7月下旬，我与南通医学院附属医院徐立孙先生等人应邀赴北京参加中华医学会第十届全国会员代表大会，29日会议结束，中国中医研究院鲁之俊院长邀约李聪甫、任应秋、钱今阳和我等10余人去该院参观座谈。其间学术秘书王伯岳同志陪同至各部门参观了解，曾有幸与蒲辅周、冉雪峰诸老前辈会面。所谓缘分有先德教授此巨著的延续，高山仰止，使后学著力探求。书中感知从传统的本草、方剂及冉氏祖传个性特点中得到借鉴并能推广运用，实乃中医药事业得到发展的一大幸事。

冉氏祖上为四川省巫山县黛溪镇（今属重庆市）人，为世居不徙之地。按《冉氏族训》："读耕创业为本，忠孝仁义传家"，又有《族禁》6条："禁当差、禁为匪、禁入会、禁从教、禁出家、禁自贱"。冉先德烈祖冉天星（1683—1760），曾为清乾隆朝御医，供职10年。据任锡庚《太医院志》称担任御医需由六品以上官员推荐，还需经过考试。此可证明冉氏先祖虽处穷乡僻壤，能有忠君志向非同一般。这里须提及雍正帝颁旨修合的琼玉膏，用生地黄（捣碎绞取汁）、人参、白茯苓、白蜜，古法宫廷秘制，颇有玄机。然南宋洪遵《洪氏集验方》卷一所载，有申铁瓮方，组方虽同，但配比不一样。经冉雪峰先生研究改进，同样药物，有新的配比，用生地黄四斤[1]（捣压取汁）、茯苓十二两、白蜜二斤、人参六两。（按：《洪氏集验方》为高丽参二十四两、生地黄汁十六斤、茯苓四十九斤、白蜜十斤。）《冉雪峰

---

[1]换算关系：一斤=10两=500g，一两=50g。

大同方剂学》注释方义称："地黄凉润多液，《尔雅》名地髓，功能养血填精，益髓补脑，佐人参则补益之力大，佐白蜜则润沃之功宏，妙在茯苓渗利下泄、利膀胱以通腑阳。"如此叙述，冉公意犹未尽，再以五苓散之茯苓释义，又从千金地髓汤与之较配制。同样地黄捣汁，一是加酒加鹿胶，一是加蜜加人参，说的是"一则鼓舞以运之，一则滋培以沃之，同是润剂，而为一阴一阳之对待，各有相得相合运用适应之症，此中辨析极微，学者当潜玩领会，至燥火不宜辛温，适以张其焰，燥火不宜苦寒，反以涸其液，犹其显而易知者也，明此，而本方主治（用治虚劳干咳、血燥血热等证）真髓，可以彻底了解矣"。读此冉先德尊人之言，可以从一个侧面了解其著《冉氏释名本草》之大旨，如已有数千年历史《尔雅》之滥觞，释名本草源出于此，且广征博引方书药志，单味药之功效主治绝非信手拈来，而是临床诊治与方剂学多重思维运化的结果。

冉先德教授的天祖冉泰丰（1730—1819）为嘉庆朝御医。高祖冉佑祖（1765—1850）生于乾隆三十年，30岁以后始为道光年间太医。曾祖父冉启新（1793—1869）生于乾隆五十八年，历道光咸丰两朝太医。祖父冉作楫（1823—1910）医术超群，受其父影响，早年入宫为太医。咸丰三年（1853）大学士曾国藩奉旨于长沙办团练，组织湘军，冉作楫受曾国藩邀为幕僚任军医官。曾国藩于咸丰五年授兵部侍郎，咸丰十年（1860）又以兵部尚书衔授两江总督，并授钦差大臣统辖四省军务。其间冉作楫军中犹曾国藩左右，深受倚重。后曾国藩于同治十一年（1872）二月去世，冉作楫即退役回乡，54岁时始生冉雪峰，去世时，冉雪峰33岁。

冉先德之先祖世居黛溪，是瞿塘峡东北口岸的小镇，隶属奉节县。其父冉雪峰，有关工具书称其籍贯为"奉节"，不错。冉雪峰原名敬典，字剑虹，号雪峰，别号恨生，以号行。生于光绪五年（1879），自幼受父亲严格教育，说得上也有曾国藩儒家遗风，16岁时考中秀才。虽如此，其父仍以研习医家典籍，治病救人为本。打从12岁时起就跟随父亲在瞿塘山谷里采药，也与父亲随诊病人，所以进步很快，15岁就能在父亲的指导下诊病开方了。1894年，冉雪峰尚未满18岁，父亲冉作楫采集药材时，不慎从树的枯枝上摔了下来，腰部受重伤，卧床不起。不久"冉作楫医寓"遂更名"冉雪峰医寓"，正式挂牌行医。

1902年，冉雪峰25岁，他虽不能如父辈祖辈为宫廷医，但为了扩大视野，施展身手，只身乘筏而下至湖北武昌，在大东门外租了一间小屋，挂牌之后，几近半年求诊者甚少。其时邻居顾姓妇女领一小男孩叩门诊病，原来是小孩误吞一枚铜钱，梗于食管，找过医生都认为送医院手术，于是怀着试探的心情找这位年轻的乡间郎中。冉雪峰深知祖传秘诀"异物梗喉，威灵仙主之"，又思考书本上大承气汤之义化裁，果断地用大承气汤加威灵仙"通梗攻下"。一剂服用，铜钱顺大便泻下，顾嫂称谢不迭，逢人便讲冉雪峰医术高明，自此患者络绎不绝。查《冉雪峰大同方剂学》"大承气汤"条归肠胃类，注释中有"腹满燥实坚痛，为用之要证"，及"用之得当，有赫赫之功"，点睛之笔，乃自临床第一手资料得来。

冉雪峰曾于1917年悬壶武昌中和里，因救治温病、鼠疫等烈性传染病而有"江汉名医"之誉。他及时总结出"太素清肺救肺汤""急救通窍活血汤"等特效方剂。前者系从喻嘉言"清燥救肺汤"化裁，原方用枇杷叶六分（去毛，炙）、麦冬二钱、杏仁七分（捣泥）、桑叶二钱五分、阿胶八分、胡麻仁一钱（炒研）、人参七分、石膏二钱五分、甘草八分，用治肺燥、肺虚、郁膹咳喘等证。

冉雪峰评曰："此方辛凉甘润，清轻而不重浊，柔润而不滋腻，以疗无形无质燥邪之伤肺，实为合拍"，又"喻氏补秋燥一条，以辨正素问之脱简遗佚，其明漪清彻，实乃野岸渔火，暗室一灯。此方在清热剂中，别具一义，另是一格"。而冉雪峰有引申义，其曰："予往著温病鼠疫问题之解决，拟有太素清燥救肺汤，谓稍加重浊，即为太素增一污点，药用鲜竹叶、鲜银花、梨汁、柿霜、川贝、甜杏、鲜石斛、鲜芦根等。其方已收入全国名医汇案中，较此方尤为清纯，轻可去实，能疗阴凝成燥；燥甚化毒，治鼠疫上犯脑海，晕眩欲绝死症。予往岁疗武昌广福坊黄姓，百寿巷表姓，患脑百斯脱濒危，均以此方奏效，学者对此当猛下一参，而求其所以然之故也。"当今鼠疫（亦称"黑死病"）几近绝迹，但冉氏先贤组方遣药之精义不可不知。

又如急救通窍活血汤，其方原为清王清任《医林改错》通窍活血汤，原方组成为赤芍一钱、川芎一钱、桃仁三钱（研泥）、红花三钱、老葱三根（切碎）、鲜姜三钱（切碎）、红枣七枚（去核）、麝香五厘（绢包）。制法：黄酒半斤，将前七味药煎一盅，去渣，将麝香入酒内再煎两沸。适应证为肌肉消瘦、咳嗽潮热以及妇女干血成痨等。但是，冉雪峰之急救通窍活血汤组方与《医林改错》不同，方用川升麻钱半、青蒿叶三钱、藏红花二钱、净桃仁三钱、犀角尖一钱、真麝香五厘（绢包）、生鳖甲三钱、鲜石斛三钱、鲜芦根六钱。水煎升麻等七味，令汁出，再入芦根、石斛，微煮五六十沸，去滓、温服。冉雪峰认为："此方治燥邪怫郁，直袭血分，气血交阻，面目青，身痛如被杖，肢厥、体厥、脉厥，或身现青紫色者。倘仅气分郁闭，未可误用，界限务宜分明。"附以详尽方解，颇中肯綮。其在《鼠疫问题之解决》有治验记录："除粮道街黄姓少东，后长街夏姓内眷，误药在前，肺部溃烂，已吐脓血不救外，其余候补街宋姓，府后街朱姓，百寿巷表姓等多人，均以一二剂起之。"足证冉老其医术之精湛，处方用药之奇妙，当然离不开医德之高尚，乃祖传风范，一以贯之。

1925年秋的一天，《武汉日报》登了一则《奇人奇事，死而复生》的新闻，报道的是武昌城的周鸿兴瓷器店店主周凤田其妻腹痛，自作主张买了泻药，原本体弱，腹泻多次，结果虚脱昏厥，不省人事。濒临死亡，丈夫以为妻子死亡，准备入棺安排后事。但是，妻子亲属认为她身体尚有微温，争吵之下请冉雪峰诊治以作明断。报道说，冉雪峰来诊"病人目瞑齿露，死气沉沉，但以手触体，身冷未僵，扪其胸膈，心下微温，恍惚有跳动感，按其寸口，在若有若无之间"，诊断为"心体未全静止，脉息未全厥绝之症"。患者亲属恳祈医生救治，冉雪峰挽救危亡之生命，义不容辞，立用"参附汤"回阳救逆，徐缓服下，嘱回病榻加盖棉被保暖。又据患者昏厥前主诉时有头痛症状，续用"吴茱萸汤"一剂，守候患者多时待有苏醒迹象才离开。随访复诊多次，精心调治始恢复健康。此案例收入人民卫生出版社1960年印行的《冉雪峰医案》。这则医案有冉氏自评，谦曰"予滥竽医界有年，对气厥、血厥、风厥、痰厥屡见不鲜，而真正尸厥如该夫人者，尚属少见。幸而治愈，因录之，以供研究"。中医急救历久弥新，《冉雪峰大同方剂学》"参附汤"云："查此方温而兼润，补而能固，为阳气欲脱急救之方……本条主治，阳虽虚而未亡，着眼在补虚，故用人参为主药，加附子鼓荡，以增益其补虚弘功期在必效，附子增进体温，鼓舞细胞，兴奋神经，唤起全身一切功能……本方人参得附子，则补益之力更厚；附子得人参，则温煦之功更弘，方虽简单，义实周匝。"至于继用吴萸茱汤，原为刘完素《宣明论》组方。冉氏认为胃肠功能低下，本方就是以芳香健胃为主的方剂，全方七味药均为芳香健胃药，其中吴萸、官桂、干姜、蜀椒等均带温性，适合胃寒者用之，如属胃热者不宜用此方。
当时这一救治因误服泻药厥逆案，经媒体报道后曾轰动武汉三镇，
名声大噪，但他却淡然置之，觉得"救死扶伤"乃医者本分。

其实，当时冉雪峰正致力于培养中医后继人才。1925年8月，
中华教育改进社在山西太原举行大会，冉雪峰曾在会议上大声疾呼：
"教育部学校课程系统有西医而无中医，致令此项学校者，无课程矩
矱可遵；往此项学校者，无奖励出身可望，是不啻以法律限制学术，
为自灭中华文化之误策，故欲振兴中医，非办学校不可；欲办学校，
非加入学校系统不可。"在全国中医学界知名人十的声讨中，国民
政府对废止中医形成妥协。此时，冉雪峰在武昌独资创办了湖北中
医专门学校，他自编教材，据《中国中医古籍总目》辑录，目前仅
存的有《内经讲义》1926年湖北省医会夜校铅印本，中国中医科学
院图书馆有藏；还有《古本难经阐注校正》原（清）丁锦注，冉雪

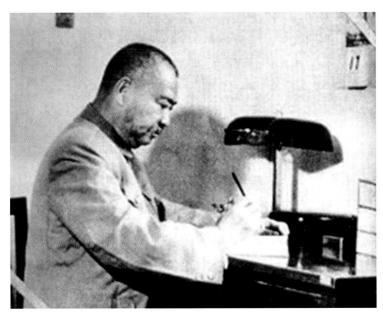

冉雪峰工作照

峰校正，1929年由湖北中医专业学校铅印本，南京中医药大学、成都中医药大学图书馆有藏。当然应该不止这两门课程。他的教育理念是"士先器识而后文章，医先品德而后学问"，他常以此句教诲学生，其幼子先德之名也由此出。他还常诫勉他的学生说："医者若挟一技，乘人之危，索取重资，高车驷马，抬高身价，不能悯恤同胞疾苦，失掉民胞物与之心，况'医'仁术也，不能行仁，何用为医。古人曰：'敦品方能励学，修德方可行仁'，汝曹识之。"对即将学满毕业的学生这样说："医学一道，既不能离开书本，也不能专靠书本；既要凭些经验阅历，也要懂得经籍要义。"这句话曾有作者发表在《中医杂志》1980年第1期，很有辩证唯物法的意味。

冉雪峰先生先后培养的500多名学生，毕业后均具一定的医疗和学术水平。中华人民共和国成立后，党制定中医政策，1950年8月毛泽东主席为第一届全国卫生会议亲笔题词："团结新老中西各部分医药卫生工作人员，组成巩固的统一战线，为开展伟大的人民卫生工作而奋斗。"此时冉雪峰先生已是古稀老人，时任重庆中医进修学校校长，出席了8月7日在北京召开的会议，会议提出了"团结中西医"为卫生工作方针之一。1955年11月奉调北京中医研究院任学术委员会副主任委员兼高干和外宾治疗室主任。

冉老晚年仍勤勉笔耕，精研力著，《冉注伤寒论》倾毕生之学验，取他人之长，融中西汇通之精粹。如论及《伤寒论》桂枝汤方，"查此方医林称为仲景群方之魁，乃滋阴和阳，调和营卫，解肌发表之总方也"。他列举张锡纯之回阳升陷汤，主治心肺阳虚，大气又下陷者，其人心冷，背紧恶寒，常觉短气，内用桂枝。冉雪峰认为"桂枝既降冲，桂枝又扶冲，冲用桂枝，不冲反不用桂枝；桂枝既疗气上冲，桂枝又疗气不上冲而不陷。学者明辨同中之异，异中之同，不

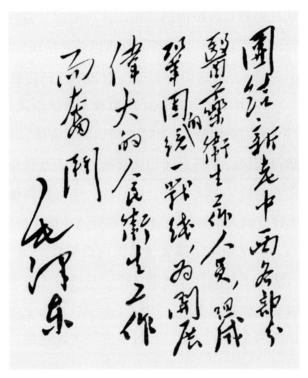

1950年8月，毛泽东主席为第一届全国卫生会议题词

难全体大明，整个了了"。桂枝一味，还引用西医之药理，云"桂枝中含挥发油，其臭芳香，故外人用为芳香性神经药"。劝导"学者当贯通融会其所以然"。张锡纯虽先于冉雪峰30年驾鹤西去，但是从给《复冉雪峰问创建医学堂规则书》的函件中，有段话却是其为精辟，可作评价《冉注伤寒论》这本书，他说："我兄医界高手，负时重望，当广搜群籍撷其精，参以西学择其粹。独出见解，发古人所未发，补中西所未备，撰为医学新讲义（按：指冉所编之《内经讲义》等教材），以教导生徒，诚千古之慧业也，济世之仁术也，岂不美哉。"所以中医界素有"南冉北张"之赞誉，不仅说明两人在中医学术上处于巅峰的造诣，也是两人相互砥砺促进友谊的高度概括。

　　冉雪峰的一生是与时俱进的一生，抗战时期，他组织湖北省中医战地后方服务团，不仅为抗日战士和难民免费治病，还捐款支前，撰写《国防中药学》，改进中药剂型，制备中成药浸膏片剂和外用软膏。另外，有近10年利用业余时间撰写《辨证中风问题之解决》《大同生理学》《大同药物学》《大同方剂学》等著作，共20余万字。他主张中医学习西医，学科之间切磋交流，即中西合璧，深有"大同"之义。据称为撰《大同生理学》原稿，他亲自制备人体骨骼标本，还绘制了数百幅人体解剖图谱。他在进入中国中医研究院以后，仍然笔耕不辍，在耄耋之年撰著《冉氏内经举要》《冉氏伤寒论》，还有《冉氏八法效方举隅》等精湛之作。只可惜《冉氏伤寒论》未尽稿，即因患脑动脉栓塞不幸于1963年1月29日病逝。他常叮嘱他的弟子包括他的两个儿子，用"与时俱进"来说就是：一要遵循中医中药自身的特点和规律，不断探索求新；二要吸收和利用现代医

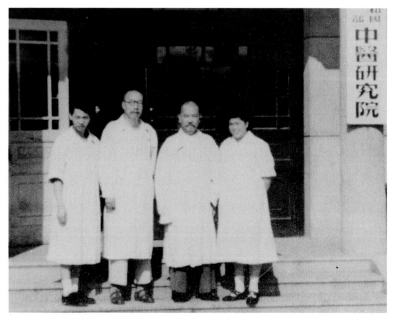

右二为冉老，左二为王易门，左一为陈可冀（当年冉老78岁）

学科技成果，促进中医药创新。在他的谆谆教导下，作为冉氏医学第七代传人，即他的长子冉小峰、幼子冉先德，还有他的女婿宦国维，他的弟子龚志非、熊济川、郭士魁、陈可冀等都卓有贡献，其成就为世人所瞩目。

冉雪峰先生之长子冉小峰（1924—），系第五届国家药典委员，曾任国家药品管理局中医药专家组组长、中医研究院中医研究所剂型室主任，对中药的现代制剂技术贡献卓著，享受国务院特殊津贴，是广受赞誉的著名中医药专家。他主持研制开发的中药有华佗再造丸、龙凤宝胶囊、冉氏金丹、太极生力雄丸、元生真龙酒、雄狮丸等10余种，大多获国家发明专利。著有《全国中成药处方集》《历代名医良方注释》等，并与冉先德续编其尊人的《冉氏伤寒论》，于1981年1月由科学技术文献出版社梓行。

《历代名医良方注释》为冉小峰主编，系继《冉氏伤寒论》后之巨著，仍由科学技术文献出版社于1983年5月出版。全书共分27类，载方2 048首，作为历代名医良方，可谓搜罗广博。许多从珍本古籍中采撷得来，至于每方之来源、适用范围、药物组成、剂量服（用）法、制法、注释均详略得当，尤以注释乃包含冉氏祖传几代人的经验，甚为难得，作为大型工具书，尤显珍贵，初版第一次印刷11 205册，不多久争购一空。

冉小峰作为主编，在该书的绪论中，对当代中药学有这样的高度概括："实践是检验真理的唯一标准，中医药疗效好，不良反应小，受到广大人民的欢迎，压制并不能限制它的发展，北京以施今墨为代表，南京以张简斋为代表……中西两大学术杂交，在理论方面和临床疗效方面都有突出的发展。"陈存仁编写的《中国药学大辞典》，谢观编写的《中国医学大辞典》均为总结性的巨著，篇幅以数百万字计，为前所未有。天津著《医学衷中参西录》的张锡纯为中西结合的创始人之一，立法处方有新的发展，新的见解。抗日战争时期，四川冉雪峰著《国防中药学》吸取了西方的制药技术改进中药剂型，并自费组织"国医战地后方服务团"，附设药厂生产新剂型中药，为现代的"中药剂型改进"开辟了新的途径，与张锡纯齐名在中医药界，被誉为"南冉北张"两大学术泰斗。中药学方面赵燏黄、刘绍光、曾广方、李承祜等教授在中药生产、药理、药化、制剂等方面都作出了卓越的贡献，促使传统的中药学逐步向现代化发展，是中医中药国际化的开路先锋。1963年正式颁行具有中药内容的《中华人民共和国药典》，中医药在治疗急腹症、急性传染病、地方病等各方面都取得突破性科学成果。新方新药倍出不穷，增加了注射剂、气雾剂、滴丸、片剂、膜剂、栓剂等剂型，具有民族形式、科学内容、大众方向的独特的中医药学派正在形成发展，方兴未艾，前途无限光明。

冉雪峰先生之幼子冉先德（1938—2010）曾任中国中医科学院广安门医院主任医师、教授，广安门医院特需门诊专家。他幼承庭训，精修方药，结合西医诊疗技术，在治疗心血管疾病以及肿瘤、肝硬化、支气管炎、哮喘、肾病及中风后遗症等诸多疑难杂症均获赞誉。在由原卫生部部长崔月犁及其组织编委30余人，冉先德主编的《中华药海》，参阅古籍本草150余种，收集大量近代至1991年的国内外有关本草的资料，经过精心汇编，共收药物8 488种，1993年出版，第二年荣获"第八届中国图书奖"。

我手头这本厚重的《冉氏释名本草》记载常用中药4 488味，300余万字。其开篇有编者于2008年春以"前无古人，后有来者"为题，400余言之短序，可谓言简意赅。首句"释名，是炎黄子孙文化领域中的一门富有特色的学科"，此话怎讲？编者没有正面作答。实际上"释名"即"训诂"义，东汉刘熙撰有《释名》的训诂，即推究事物（此处单指药物名）所以命名的由来。医药典籍如《黄帝内经素问》初由唐王冰注，后又有宋林亿等校正，至隋又有全元起训解，明马莳注，至清张志聪又注等历代名家均校注训诂，之所以读来顺畅易懂而对"训诂"浑然不觉。冉先德教授对"本草"提出"释名"有茅塞顿开之感，既使我们重温训诂之义，又觉得对本草之释名，确为"前无古人，后有来者"。如汪讱庵之《医方集解》其自序曰："诠证释方，使观者有所循入。"（其"诠证释方"，亦与"释名本草"同义）《冉氏释名本草》再说"后有来者"，其意义更深一层焉。所谓"开卷有益"即此，使人奋进感动不已。由于古之《释名》仿《尔雅》体例，所以有"自《尔雅》滥觞，已有数千年历史"查考中药名出《尔雅》者，如"萑"（读作 zhuī 椎，为药草名，即茺蔚。又读 huán 环，指芦类植物长成称"萑"，幼小叫"蒹"），宋掌禹锡《嘉祐本草》引《尔雅》："萑，注：今茺蔚也，又名益母。"《尔雅》虽载中药名不多，但在文化领域中，如先德先生所言确属富有特色的一门学科（按：读冉先德尊人语，可知其著《冉氏释名本草》之旨。所谓"释名"乃《尔雅》之本义。冉氏善于广征博引方书药志，因此，单味药的功效主治绝非信手拈来，而是密切结合临床多重思维运化的结果。）。

由于《冉氏释名本草》一书文笔犀利，趣味盎然。不仅对每味药的命名予以阐释，其含义和渊源，也使人见其释名，即知其主要特点。而加深记忆，如"山海螺"条："本品生于山野，其根有旋纹如海螺，故名。"既不会将植物误为动物，又知其形态特征，对中医学子的初习入门及爱好中医药人士了解中药大有裨益。又如"九香虫"条，其释名："本品为虫类，腥臭多而辛香，故名。"此说非经实践无此结语。在"功效与主治"目下又云："九香虫味腥臭，臭之极为香也，虫体入药，本善行走窜，再加辛香，其行更速。"另又引《本草纲目》曰："摄生方（按：即明张时彻《摄生众妙方》，比《本草纲目》早刊28年）乌龙丸久服益人，此方妙在此虫。"《冉氏释名本草》对此出典已略，据金陵本《本草纲目》有详细文字，列《发明》目曰："摄生方：乌龙丸：治上证，久服益人，四川何卿总兵常服有效。其方：用九香虫一两（半生，焙），车前子（微炒）、陈橘皮各四钱，白术（焙）五钱，杜仲（酥炙）八钱。为末，炼蜜丸梧桐子大。每服一钱五分，以盐白汤或盐酒服，早晚各一服。此方妙在此虫。"所以有多数学者以"读书需读原著"为共识，而《释名本草》按其编撰体例，对"乌龙丸"中九香虫功效作详解即此书特色，不容置疑。

　　《冉氏释名本草》著述旨在既富科学性又有实用价值，对于药物主治功效的叙述比较全面周详，语词精当，多用4个字或2个字标明其主要功效，然后再以药理、病机来阐述，且融入诸多冉氏七代家传独特经验，对准确选用药物与配伍起到明确的指导作用，可谓是书的价值取向及所在。例如"石韦"条，众所周知，其为利水通淋、清热止血之品，鲜有用治"清肺化痰"者。"本品蔓生于石板悬崖之上，叶革质，鞣韧似皮。韦又皮也，故名。"韦，见《周礼·春官·司服》："凡兵事，韦牟服。"韦牟服，即熟牛皮制的军服。这样一说，读来印象加深，至于有"清肺化痰"之功效，对肺热咳嗽而痰多者，确有佳效，其释云："石韦入肺经，寒可清肺热，苦可降气而燥湿，湿去则痰化，故有清肺化痰之功效。"是书"用量6～12g，亦可加大剂量"云云，是其经验之谈。我于临床可加至20～30

g，始佳。又如"千年健"条，一般载为祛风湿壮筋骨之用，殆受"千年健"之名为概念所囿。焉知此书除指出"祛风逐痹""壮筋强骨"之外，还在"功效主治"目下载明"和胃止痛，胃痛暴作，恶寒喜暖，脘腹得温痛减，遇寒则痛增，喜热饮，苔薄白，脉弦紧，治宜用千年健，温中散寒，和胃止痛，功效显著。"继称"消肿排脓：千年健苦能降泄燥湿，有排脓消肿之功，宜用于托里排脓，消肿散结，功效甚优"。非是临床验证，岂可妄谈？这是一味常用药，能够发挥其潜在功效，是对本草学的新的贡献。

《冉氏释名本草》在"用法用量"目下，除注明"常用剂量"外，有毒者多附有"毒性反应"之描述，以引起重视。如"木鳖子"条，标明"内服：多入丸、散；0.5～1 g，煎汤。外用：研末调敷，磨汁涂或煎水熏洗。毒性反应：可见恶心、呕吐、头痛、头晕、耳鸣、腹痛、腹泻、四肢乏力、便血、烦躁不安、意识障碍、休克等，严重者亦可见呼吸循环衰竭"。这样的描述在一般的中药学书籍里几乎没有这么详细。其又对药物配制关键作提示，如"甘遂的有效成分不溶于水，故多入丸散剂"是以《证治准绳》的甘遂散治疗癫痫，《三因极一病证方论》的控涎丹治悬饮等，均用丸散剂，其效甚捷，如入煎剂其效大减，这对临床应用是有重要意义的。

冉先德主编的《冉氏释名本草》，2008年4月出版，正值中国中医科学院广安门医院刚建立"冉雪峰名家研究室"。冉先德教授及冉氏门生薪火传承，为振兴中医中药作出巨大贡献。赞曰：

> 冉氏御医五代，世所罕见；
>
> 雪峰父子三人，著述恢宏。

〔2015年5月3日增订〕

缅怀启蒙老师马惠卿先生

——兼论孟河医派

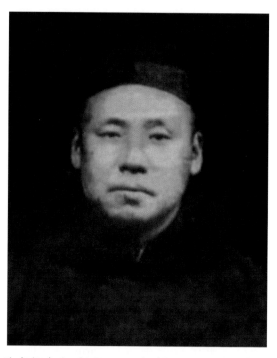

马惠卿先生（1886—？）摄于20世纪40年代

我学习中医，是因为在读中学时感染肺结核，潮热、盗汗、咳嗽、消瘦、精神疲乏，不能坚持学习，乃辍学养病。20世纪30年代，还没有链霉素等抗结核药，只有延请中医诊治，服药调理。自己在书店也购买一些有关书籍阅读，并学习蒋维乔先生因是子静坐法，以增强抗病能力。经过将近一年的服药调养，病情逐步稳定，健康恢复，深感疾病之痛苦，萌生学医之念头。征得父亲昶昇公之同意，遂于1935年2月经亲戚介绍，投奔常州孟河御医世家拜马惠卿先生为师，马师乃御医马培之先生的侄孙，其尊人马伯藩（1864—1930）师祖，乃培之先生嫡传。培之先生（1820—1903）虽有5个儿子，但没有一人从医，故视其侄伯藩先生为己出，尽得真传。先生并带教学生数十人，其中成为近代名医者众多，如无锡邓星伯（1861—1937）、丹阳贺季衡（1866—1933）、无锡沈奉江（1862—1925）、常州毛善珊（1871—1929）、常州周憩堂（1859—1929）、常州金宝之（1826—1911）、无锡王询刍（1873—1945）、浙江嘉兴西塘钟道生（1834—1884）等，均为一方名医。他们又各自带教学生若干人，成为孟河医派中一支劲旅。

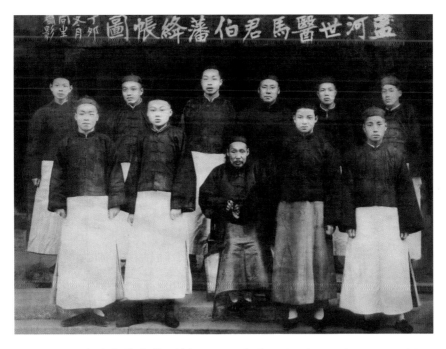

孟河世医马君伯藩绛帐图摄于1927年冬（前排中坐者为孟河世医先祖马伯藩老先生，后排右三为朱良春的先师马惠卿先生）

孟河马氏谱系宗谱（原载《孟河医学源流论》第102页）

马饰山
上海

马捷庵
孟河

丁甘仁
上海

丁甘仁
（1864—1926）
上海

马省三
（卒于1850年）
孟河

马希麟
孟河

马伯闲
孟河

马仲清
圩塘

马荷安
孟河

蒋驰诚
孟河

马嘉生
上海

马书坤
（1903—1965）
上海 孟河

丁济生
上海

马恪川
上海

马书常
上海

约1820年

马培之
孟河
苏州无锡上海

？
孟河

马日初
（生于1823年）
孟河

马伯藩
（1864—1930）
孟河

马良伯
上海

马筏卿
上海

马惠卿
（生于1886年）
孟河

朱良春
（生于1917年）
南通

马继昌
地方法官
安徽

马约之
孟河 上海

马济卿
（1880—1929）
孟河

马心安
孟河

马际周
无锡

马心厚
（生于1911年）
孟河

马泽人
（1894—1969）
江阴 南京

马寿南
（生于1923年）
南京

兄弟？

兄弟？

───▶ 门人

考孟河医派，明末清初就有马荣成、费尚有、法征麟、沙晓峰等以启其先。至清朝道光、咸丰、同治年间，孟河医派崛起于吴中，以费、马、巢、丁四大家为代表的孟河医派名扬大江南北，成为江苏医家一大流派。一个历史影响深远的地域性流派，跃然而成中医学继温病学派后的一支新军，其文化底蕴之深厚，流派异彩之明显，学术成就之突出，似一颗璀璨的明星，照耀在清末民初的医坛上，且业绩彪炳，薪火相传，至今不衰。正如近代名医丁甘仁在《诊余集·序》中所说："吾吴医学之盛，甲于天下；而吾孟河名医之众，又冠于吴中。"其言恰如其分。

中医药学术历史悠久，博大精深，前人的理论构建和实践经验有无限的蕴藏，我们对这些宝贵经验要系统完整地继承弘扬，并在继承的基础上通过实践不断充实创新，在创新中求得发展，在发展中得到永续。唯其如此，中医才能与时俱进，才能符合人民的需要。

早在1929年，章次公老师就提出"发皇古义，融会新知"的主张，发皇古义就是继承，融会新知则是创新，章老师的主张和目前开展孟河医派研究的宗旨可以说是不谋而合的。

"继承不泥古，弘扬不离宗"，既要搞好继承，又要着力创新，但绝不能丢了传统，要按照中医的体系与标准去评价，走自己的路。同时也要看到，中医药的创新必须在中医理论指导下，在体现临床疗效的前提下，又要回归到临床实践中去，通过临床实践进行科学研究。

传承孟河医派的精髓，首要精研中医经典，特别是《内经》《伤寒杂病论》等中医经典著作。孟河医派的学术经验也是以经典著作为根柢，其中含有许多深奥的精义，要经过刻苦钻研，下一番苦功夫去"心悟"，才能有所得，正所谓"智莫大于心悟"。孟河医派中费伯雄力倡和缓，归醇纠偏，平淡中出神奇，疗效卓著，著有《医醇賸义》等书。马培之"以外科见长而以内科成名"，曾为慈禧太后治疾著效，称他"脉理精细""能述病源""外来医生以马文植为最"，御赐"务存精要"匾额，所著《马培之内科医案》《外科传薪集》《马培之外科医案》《医略存真》《马氏医论》《纪恩录》，为传世之作，尤以《外科传薪集》，乃近百年来最受欢迎之外科临床专书。巢崇山擅长内外两科，刀圭之术尤精，多有独到之处，有《巢崇山医案》《千金珍秘》传世。丁甘仁先后师从费、马等名医，广采众长、驰誉沪上，其最可贵之贡献，是创办了"上海中医专门学校"，开中医教育之先河，培养了一大批杰出中医人才。我们要继承弘扬孟河医派的宝贵学术经验，为振兴中医添砖加瓦。

传承孟河医派的精髓，还要认真研读孟河医派名家的著述和病案。孟河医派的名家各有所长，如费伯雄重视脉诊，强调和法缓治，用药醇正轻灵；马培之重视外治法，强调清润扶正；巢崇山内外科俱精，能做普外手术；丁甘仁治外感病熔伤寒、温病二者于一炉，这些都需要很认真地去学习领会，为我所用。医案是医家毕生学术经验的结晶，是其理法方药在病证上的灵活应用，是活的教科书，很值得我们去体悟。

传承孟河医派的精髓，更要专心致志地跟师学习，勤记善思，不断提高。学习中医，自古以来都是依靠师带徒的方式传授的，所以"师传"是学习过程中的一个关键。要找到名师，以虔诚的心态去拜师，勤奋地学习请教，有闻必录，有疑必问，特别是老师在诊治患者时的辨证思路、用药技巧，要认真笔录，然后再加以分析体悟，这样往往能举一反三，得到真传，启迪心智，充实提高。每一位老中医，通过几十年的实践积累，都各有独到的经验，这些经验是很宝贵的，我们不仅要认真地继承，还要发扬光大，相互交流，共同提高，为振兴中医药事业，多做一点有益的贡献。

传承孟河医派的精髓，还要勤于实践，不断反思，提高疗效。中医的生命在于理论，更在于实践。理论的根源来自临床实践，实践多了，形成规律，就出现了理论。检验实践的水平是看疗效，疗效是一切医学终极的目的。只有通过临床实践，总结成功经验和失败教训，才能不断地提高临床疗效，并在此基础上不断发展创新。

我们不仅要传承孟河医派的精髓，更要弘扬孟河医派的精神。从费伯雄的《（费氏）怪疾奇方》、马培之的《急救百病济世回生良方》二卷、巢崇山的《千金珍秘》、丁甘仁的《丁甘仁家传珍方》，可以看到他们深切同情病患的痛苦，力求临床实效，下问串铃的精神；从丁甘仁师从多位名师，创办中医学校延请多位中医名家和西医授课，可以看到他不囿门户、兼容并蓄的精神；从恽铁樵创立"新中医"、陆渊雷"中医科学化"、章次公"双重诊断、一重治疗"，可以看到他们勇于创新、勤于探索的精神；从丁仲英（丁甘仁次子）、谢利恒、陈存仁、张赞臣等人领导抗争"废止旧医"逆流，倡议修订《中医条例》，成立国医馆，可以看到他们勇于担当，富有责任感的精神。正是前辈这种勤于探索、勇于担当、敢开风气、精勤不倦的精神，延续着孟河医派400多年的薪火，并推动了中医药不断地向前发展。中华人民共和国成立后，党和政府十分重视、支持中医药事业，政策好，氛围浓，人心齐。我们作为孟河医派的传人，有责任、有义务、有信心、有能力把孟河医派的精髓传承好，把孟河医派的精神发扬好，相信孟河医派的明天会更好，中医药事

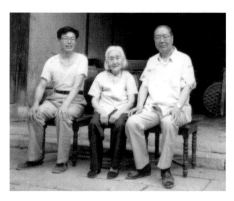

1991年回孟河看望马师母，在老祖屋前与师母及其侄儿孟树雄（左一）合影

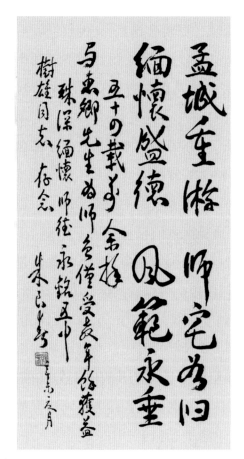

1991年看望马师母时即兴为其侄儿题词

业必将更加辉煌。

我是马培之太师侄孙马惠卿先生（1886—？）的入室弟子，他是我的启蒙老师，在他身边朝夕受到老师严谨慈祥医德医风的熏陶，受益终身，至今记忆犹新。每日黎明即起，盥洗后，晨读，直至背熟为止，满屋朗朗读书声，甚为认真，六时半后早餐，七时携带笔记本至大厅，依次坐下侍诊，老师由内屋出来，众弟子起立向老师鞠躬致敬，患者顺序求诊，老师望闻问切后，口述脉案，多为骈句，简明扼要，易于记忆，处方药物多为对药，便于联系组合。大师兄用毛笔书写处方，老师审阅无误后，交给患者，并随病症情况，口头嘱咐注意事项，我们一一记录，然后诊治下一个患者。每个上午，诊治四五十人，结束后，老师将今天诊治中重症的辨治要点提一下，很有启发教育意义，很受益。老师很严肃，使

我们望而生畏，但又慈祥，使我们对他很崇敬。下午老师休息后，乘轿出诊，我们先行整理上午所抄医案，然后温读典籍。我们后去者，则将昨日由师兄圈点的两页经典，早晨诵读后，现在背给大师兄听，大师兄认为已背熟，即再为吾等圈点两页进行默诵，并抄录马太师的《纪恩录》《春霭堂丸散膏丹集》《柳溪别墅医案》等家传秘籍。晚餐后常至城堡上散步一刻钟（按：孟河镇曾于明嘉靖年间筑城设防，城高二丈余），然后回宿舍，温课，或清洗衣服，十时就寝。生活很有规律，虽仅一年，但为我医学生涯打下了坚实的基础，使我终身受益。1936年马老师应上海丁氏广益堂之邀去坐诊。我转学到苏州国医专科学校，1937年抗日战争大爆发，又转学到上海中国医学院继续学习，王慎轩校长和章次公老师等都是丁甘仁先生的门人，所以在这期间我又受到丁派学术思想的传承，获益良多。

我作为孟河医派的一个传人，尽管年事已迈，愿追随诸公之

2014年马先生的侄儿孟树雄（左）拜访朱老并带来孟河世医马君伯藩绛帐图（后为朱幼春）

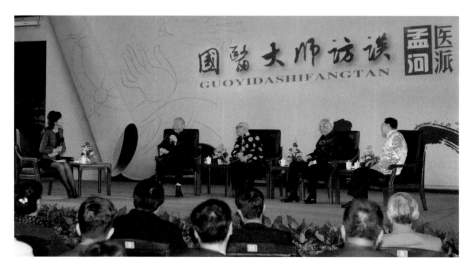

后，为弘扬孟河医派学术思想、为中医药事业的发展竭尽绵薄，尽心尽力把经验传授下去，将学生带好，使岐黄薪火能代代相传，永泽人民，走向世界。这也是最好的缅怀启蒙老师马惠卿先生的一个纪念。

2011年10月，在"孟河医派国际论坛"会议前，孟河医派国医大师朱良春、颜正华、颜德馨、陆广莘接受电视台记者采访

〔写于2015年6月3日〕

发皇古义　融会新知

——章次公先生生平及其学术思想

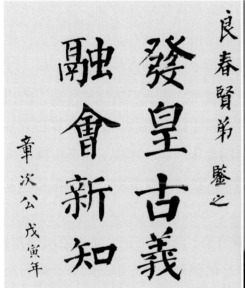

章次公先生给朱良春的赠言

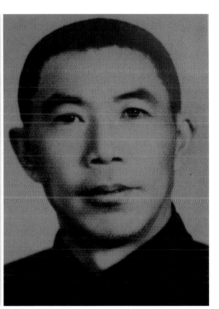

章次公先生

先师章次公先生（1903—1959），名成之，号之庵，曾任卫生部中医顾问，是一位学验精深、富有创新精神的著名医家。章次公先生治学不迷信，不盲从，实事求是，追求真理。他博览群书，学贯中西。提出"发皇古义，融会新知"的主张，为研索中医，发展中医学，作出了可贵的贡献。他的创新精神，更值得我们加以继承和发扬。

83

学术渊源

章先生是江苏镇江大港人。他的父亲名峻，字哲亭，乃前清秀才。曾去日本某士官学校留学，在清末参加江苏省新军第九镇，任镇江象山炮兵营营长，属于革命志士赵声（1881—1911，中国民主革命者。字伯先，江苏丹徒人）的部下，还曾担任其机要秘书，为同盟会会员。后来赵伯先为清两江总督端方所排斥，遂与哲亭先生同去广州参加辛亥革命。失败后，赵伯先等转赴香港；哲亭先生参与善后事宜，掩护同志撤离，对革命做了许多有益的工作之后，便返回故乡，郁郁而逝。章先生幼年丧父，由母亲抚育成长。后入丁甘仁先生创办的上海中医专门学校读书，毕业后因成绩优异，留校任教研工作，又兼任广益中医院内科主任，后改任上海世界红卍字会医院中医部主任，积累了丰富的临床经验，形成了用药泼辣的风格。处方以"廉、便、验"为特色，救治无数危重患者，深受广大劳动人民的尊敬和爱戴。

章先生师出名门，学术渊源有自。丁甘仁先生属于孟河学派，能熔经方、时方于一炉，又有自己的创获。处方用药既有严谨的法度，又能圆机活法，自出机杼。章先生对丁师深为服膺，又曾师事经方大家曹颖甫先生。曹师毕生钻研仲景之学，著有《伤寒发微》《金匮发微》《经方实验录》等行世。临证常用经方，大刀阔斧，与丁师纤巧缜密的风格迥异。章先生受两位名师的熏陶，而又不为两家所囿，在学术上确实是青蓝之胜的。

章先生成长为一代著名医家，因素是多方面的。其中很关键的是他找到了一个很好的治学方法。余杭章太炎先生不愧为他的导师，这位晚清国学大师治学朴实无华，对岐黄研究有素，对这位后生悉心指点。他要次公先生研究印度的"因明学"，讲究辩证法，并引导章先生接受现代医学，以取长补短。次公先生旁及国学，基础雄厚，亦与太炎先生的影响有关。他后来回顾这段学习历程时，曾说："我从前问医于太炎先生的时候，先生指点我治医之余，如能对印度因明学加以研究，当有助于察事辨理；如能用印度因明学的方法研究仲景的辨证用药，可以更加深切。"又说："学问极则在舍似存真，因明一学，乃印度教人以辨真、似之学也。吾国医学发明之早，比勘世界医史实居先进，汉唐两代，注重实验，已向科学之途迈进。金元以还，医家好以哲理谈医，以邀文人学士之青睐，于是玄言空论，怪诞不经，满纸皆是，亘千年而其流未息，其为害非浅鲜矣！频年以任医校教习，恐其毒侵入青年之脑府也，誓予剪辟，倡言革命，举凡明理之工具书籍，必介其阅读，今年更以因明轨式出案语，教人以因明律令以绳古人之医学思想，朋侪诿我者以为创获，讥我者以为好奇立异，予乃进而教人以因明思辨方法作临诊鉴别证候之初阶，深信舍似存真以范过误，非研求名学莫属也。"章先生治学崇尚实际，反对不着边际的空谈。对中医学只有去伪存真，去粗取精地加以继承，才能进一步发扬光大。他书写的脉案，天然浑朴，无陈腐气。分析病机，一以客观事实为依据，绝无任何主观臆测之辞。文笔潇洒，用词简练，寥寥数语，意蕴宏深。遣方用药，不拘一格，但无不合度。他的医案，真可谓乍看之无形迹可寻，细考之有据可凭，出于古人而又高于古人，参以新知而无斧凿之痕，到了出神入化之地步。太炎先生对章先生医案的文笔很欣赏，他见章先生的身材比较矮小，因有"笔短如其人"之评，一时传为佳话。

章先生除任上海世界红卍字会医院中医部主任外，还自设诊所于斜桥（位于徐家汇），以方便患者求诊。先生除曾担任过上海中医

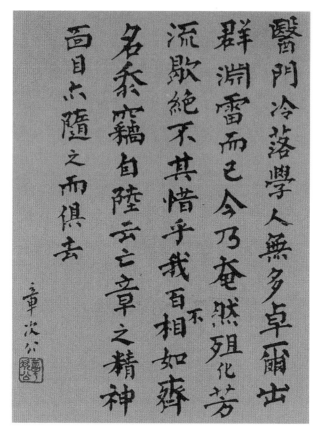

中医学家陆渊雷先生1955年病逝，章师感叹而题

专门学校教职外，并于1927年春与同学王一仁、严苍山、秦伯未等创立中国医学院，并担任药物学教授。1929年又与陆渊雷、徐衡之两先生创办上海国医学院，培育了一批中医专门人才。章先生教学，主张理论联系实际，经常选辑医案，进行辨析。所选案例，既有成功的经验，又有失败的教训，以资学习或引为鉴戒。

先生于诊余之暇，奋笔著述，编有《药物学》6卷，大部分内容均被收入陈存仁主编，上海世界书局出版的《中国药学大辞典》。还有《诊余抄》一集，曾陆续发表于当时的医学杂志。先生感到古人医案中，在治效方面有很多渲染浮夸之处，不能尽信，尤其失败病案，百难得一。因此，他自己留心总结失败医案，详叙始末，并取太史公所谓"人之所病病疾多，医之所病病道少"之意，将其失败病案，编成《道少集》，以自勉勉人。

入朝见疑

1949年新中国成立后，先生在私人开业的同时，应聘担任了上海市卫生局公费医疗第五门诊部特约医生，并兼任华东干部疗养院特约专家，参与高干保健工作。1955年冬应召赴京，担任卫生部中医顾问，兼任中国医学科学院院务委员、全国政协第三届委员会委员等职。是想为昔日衷中参西，振兴中医的宏愿有所展现，不意进京以后，境与性违，"士无贤不肖，入朝见疑"，受到歧视、中伤："边幅不修，仪表不整，语言爽直，学说有偏见"等闲言碎语，影响了他工作的思绪。加之章师于1956年《新中医药杂志》7卷第10期发表了《从太炎先生"论中医与五行说"谈起》一文，本来是学术探讨，孰料祸起萧墙，被认为是"反对五行生克说者"，是王斌思想，是破坏中医政策的罪魁，必须严厉处分，部里个别人组织不

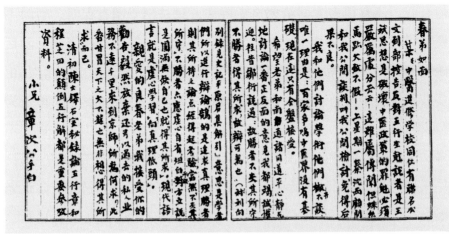

章次公写给朱良春的信

明真相者加以围攻，并责成其公开检讨，停止工作，去中央党校学习马列主义，改造世界观。一时乌云压顶，先生为之寝食不安，20世纪50年代，阶级斗争激烈，亲朋友好不敢往来，先生思想压力之大，可想而知，但从章师给我的一封信看，先生还是挺得住的，精神不仅没有崩溃，信中提到的邹衍是战国时期阴阳学派与五行学说代表人物，他所讲过的话多对他有所启发，虚心自省的同时，追求真理的迫切愿望反而占了上风。章师因为自己只是对五行进行商榷，作学术讨论，推动学术的发展，怎么变成"是破坏中医政策的罪魁"？ 1957年初我去北京参加农工民主党中央会议，曾去党校看望章师，传达室老人告知："章大夫来了以后，您是第一个来看他的人！"我心中一凉，便按照老人的指点去了一间较大的房间，空空荡荡，只有一床、一桌凳、一叠书、一火盆。先生正在火盆旁凝神看书，我进去以后，高喊老师，他一惊，抬头看见是我，他立即站起，将我拥抱，拍着背说："老弟，您可来了！好，好！"我看了那凄凉的环境，老师的神色，不禁两眼湿润，相对黯然。还是老师先开了口："老弟，您来看我，说明还是有人同情我的。"我说："不但有我，还有很多人同情您、支持您，只是出于明哲保身，暂时不便明说而已。正义是永远站在真理一边的。"先生有些慨然。随后谈到1956年毛主席曾先后两次与之畅谈终宵，既有中医内容，更多涉及经史子集，古往今来，章师对答如流。结束时，主席称他为"难得之高士也"。章师嘱我谨守此秘概不外传，所以外界知之不多，这充分说明章师淡泊自守，不愿标榜。在党校学习到4个月时，一天周总理问秘书："最近怎么看不到章老呀？"秘书告知："章老因为写了一篇对五行商讨的文章，引起争议，被送去党校学习了！"总理听了以后，顿了一下说："他又不是党员，怎么去党校学习呀？

学术问题，可以讨论嘛，不要扣上政治帽子，叫他明天回部里上班。"翌日章师果然回家，继续到部里工作，但精神负担还是很重的。何时希学兄在其所著《近代医林轶事》中述及："（章师）惜乎去京以后，整日为谗讯所困，不复能佯狂倚醉，发挥其天真，由一个无拘无束，昌言无忌下笔'没遮拦'的学者，而一行作吏，违其率性，变为钳口结舌，规言矩行，呜呼，官岂易当哉！故尽心力以寄托于诊疗，挽回了不少口碑。""和他'放浪形骸'的习性是完全不相合的，'何以解忧，唯有杜康'，但酒精只能增加肝的负担，因为酒能伤肝啊！因谗讯所困，而促其年寿，真是我与这位师叔相处以来难以想到的。""他的生卒年是1903至1959年，年仅56岁，以这样才华横溢的人，过早摧折是不能不惋惜的。"详细情况是先师因肺癌广泛转移，周身疼痛，仍抱病坚持工作，直至1959年4月参加第三届全国政协会议后，始行住院治疗，由于骨转移，疼痛甚剧，先生却从未流露痼疾之痛苦，乐观旷达，积极配合治疗，病房的医生、护士深为感动。在逝世前一周，患者孙婉华同志看望他，先生仍然为其诊治处方，可见先生之顽强毅力。终因治疗无效逝世，中医界巨星陨落，一代宗师溘然仙逝，令人悲恸哀悼。卫生部组织治丧委员会，在北

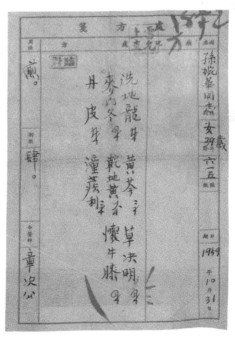

先生逝世前一周，仍为患者孙婉华处方

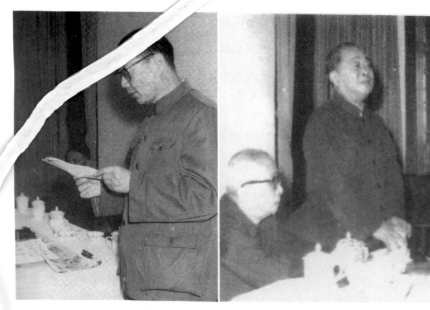

次公先生逝世20周年时左图朱良春作章师生平及学术思想介绍，右图为姜春华教授追忆发言

京陶然亭举行公祭，周总理等国家领导人送了花圈，骨灰安放在八宝山烈士公墓第三灵室。先生逝世20周年时，我们整理了先生的医案，亲朋好友及门人弟子在上海玉佛寺举行追思会，黄文东院长、姜春华及朱克闻教授等参加。逝世40周年时，又搜集先生文稿及医案辑为《章次公医术经验集》梓行，并举行纪念会。原中共上海市委组织部周克部长，裘沛然、颜德馨、沈自尹、童瑶、施杞等教授参加。100周年诞辰纪念又在上海集会，并印制纪念册，以资缅怀先生的硕学盛德，继承先生的崇高品德及宝贵经验。诸国本老局长、颜德馨、柳曾符、施杞等教授及先生的长子章鸿慈教授等参加，特别是裘沛然教授虽感冒发热，仍抱病前来，并赋诗一首纪念："医中宗匠酒中仙，海上相逢是晚年；每忆深谈过夜半，羹墙长在绛帷边。"由于《章次公医术经验集》脱销已久，科学出版社予以增补

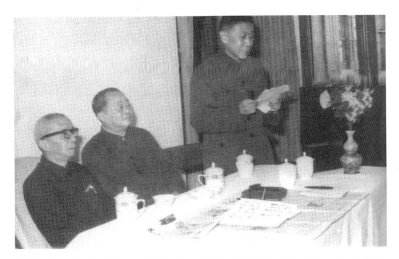

蒋敏达医师主持会议（右一），黄文东院长（左一）、姜春华教授（左二）参加纪念会

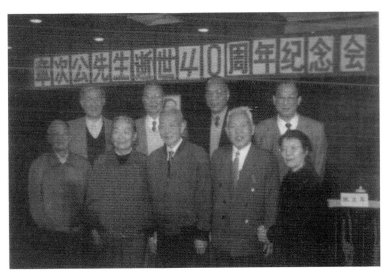

前排左起：钱承辉、姚守诚、史惠甫、李树仁、章兰兰。后排左起：章鸿慈、朱良春、颜德馨、王冠庭

再版，以广其传。正巧2013年是先生诞辰110周年，乃即着手，再次广为搜集先生遗著，辑为"增补本"，梓行后深受医界同仁欢迎。中国中医科学院孟庆云首席研究员撰文《皇古融新，卓然自立——

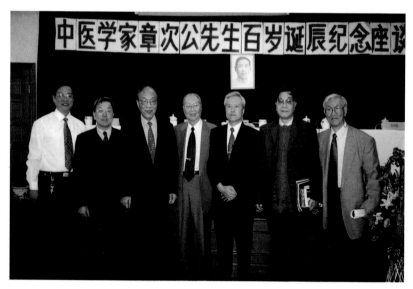

2003年4月在上海章次公百岁诞辰纪念会后合影（右起：章鸿慈、柳曾符、诸国本、朱良春、颜德馨、施杞、朱晓春）

从〈章次公医术经验集增补本〉看章朱学派的特点与贡献》发表于2014年12月8日《中国中医药报》，引起中医同道的关注，特别提到"1956年先生发表的《从太炎先生"论中医与五行说"谈起》的文章，却遭来非常之诋毁……五行于古代就逐渐符号化了。次公先生立足于'扬弃'，亘古常新地对待五行，通合道理。然而在那个缺乏弹性的时代，指拨一弹便有曲弦立应，更有跟风浪进批人以鸣高者，龙头讲章，令人寡欢，但运不长厄，他毕竟是以其医术与学业曾与毛泽东主席彻夜长谈，被主席誉为'难得之高士'之人，高士依然"。

这是事隔近60年的往事，孟教授公正地进行评析，令人感慨万千。2013年底，我曾将《章集》增补本寄给国家中医药管理局诸国本老局长，他看了以后，写了一封长信给我，对章师评价甚高，也提及此事，予以公正地阐述。我拜读之下，一股浩然正气扑面而来，对章公同情之厚谊，评价之崇高，令愚感动之至，兹录来信如下：

良春吾师：

收到书以后，我首先感到的是您对老师的那份情意，我和你一起重温了那一份永不降温的感情。我想其他读者也会这样。《章次公医术经验集》这本书，不是一般的纪念文集，它是一部近代的中医史。次公先生在他的论文中反映的思想变迁，是一代中医人的思想活动，只有弄清楚这样的历史背景，才能深刻领会"发皇古义，融会新知"的真正含义。章先生的医案，现在已经被规范化的病历替代，当代的病历里，已经看不到医生的原创思维，也看不到丝丝入扣的加减化裁，更看不到医者的古道热肠和独立人格了。我没有见过次公先生，但正是从您和其他人的回忆中，他的"儿女性情，英雄肝胆，神仙手眼，菩萨心肠"，一直活在我的心里！

次公先生晚年的心境并不顺畅，也是那个时代的反映。我认真阅读了《从太炎先生"论中医与五行说"谈起》一文和您寄给我的那一封信，因为一个学术问题的探讨和争论，就被戴上"破坏中医政策的罪魁"的大帽子，要求公开检讨，被迫送进党校，理由是"百家争鸣中医界没有基础，现在只有全盘接受"。政治迫害到思想领域，学术禁锢到不能争鸣，次公先生"毅然放弃还可以过去的私人业务，不远千里来到京师，所为何求？！"个中心情，令人同情，令人悲愤，也令人不寒而栗！今天其医术文集一版再版，是告慰英灵的最好办法。

次公先生说，"我国古代名医，技术高超而死于非命的，前有扁鹊，后有华佗。一死于明，一死于暗，但是这两位伟大的人民医生不屈不挠的精神永远光芒万丈地照耀在中国的医学史上"。次公先生虽然是病死的，但他只活了56岁。借酒浇愁，心境何堪。但他的人品、文品、艺品，是一定照耀在中国医学史上的！这也应该是《章次公医术经验集》的价值之所在！

学生诸国本 2014.1.19

此段公案，距今已近60年，已成历史，3位学者的公正评述，也足以说明问题，可以告慰章公在天之灵了！

采撷精英

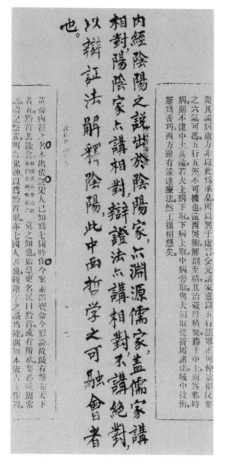

章师对《内经》的署批

章先生曰："各家学说，互有短长，治学者不应厚此薄彼，能取长补短，其庶几矣！"先生不但能打破寒温的界限，吸取各家学说的精华，而且能打破中西医的界限，力求两者之间的沟通。针对当时中西医互相攻讦的状况指出："如果依旧深划鸿沟，相互攻短，那无疑是开倒车，阻碍医学的发展。"认为医学当与时俱进，中医从诊断到治疗都需要改革。他曾经这样比较过中西医："中医的诊断，有些地方虽不及西医，但也有其突出之处。不但诊断如此，中医的一切都是从综合的、整体的着眼，不同于西方医学片面地过于重视局部的变化。如果既从整体着眼，又注意局部的病灶，则辨证论治当更为精切，更接近于了解事物的本质。"他在开业期间，与一些高明西医商讨诊断方法，开创了中西医互相学习的风气。并主张"双重诊断，一重治疗"，这一勇于吸收新知的精神，确可彪炳史册。

先生究心《内经》，曾说："《内经》论针灸，阐扬经络；《甲乙经》第二卷则着重于在体表上标用穴位，后世亦有人宗之；而杨上善《黄帝内经太素》讲求经络，与《内经》一致。"在他读过的《内经》木刻本上，还遗留了一些札记。他同时深究《伤寒论》《金匮要略》，学习仲景辨证论治的科学方法，又注意研究明清崛起的温病学说，对寒温之争，经方与时方之争，有持平之论。

先生常说："仲景之书，确是大经大法，有启迪后人的作用。清代叶天士等总结前人的理论与经验，阐发温病学正是对《伤寒论》的发展。惜乎宗仲景者，每歧视清代温热家言，而温热家亦诋毁经方，互相水火，历三百年而未已，其实均门户之见而已。"他一针见血地指出："温病以卫气营血四字为纲领，其归纳证候方法，凭借客观的事实，固与仲景之划分六经，异曲同工者也。""吴鞠通以温病当论三焦，不可循六经，谬矣！"先生认为寒温乃是完整的体系，不应当割裂开来，这之间没有不可逾越的鸿沟。对于过去所谓"经方""时方"之争，他颇不以为然。先生治热病或用辛温，或用辛凉，全凭症情而定。他虽然批评清代苏医对热病用药有轻描淡写之处，但也取苏医之长。曾对《临证指南医案》温热门席姓七案作出客观的评价，否定了陆九芝的一些论点。例如，陆氏认为犀角、菖蒲能"送邪入心"，先生指出："牛黄清心丸是解毒药、镇静药、强心药，用治时症，此正叶氏之创获。陆氏攻之，适彰其浅妄矣！"对于叶氏治温病注意养阴的方法，更给予了很高的评价："滋水制热之法，用于热病，意与现代所谓营养法同。其意发于王冰，其风起于明季，至叶氏而益臻完备，故温热学说，体用兼赅，叶氏实其大师也。"可见先生对人、对事绝无成见，而是公允地评论是非得失。

先生对温热病的治疗，经验丰富，风格独特，限于篇幅，很难作出详尽的介绍。不少同道都知道，他治病十分注意保护心力，个人认为，这在理论和实践上都是一个突破。尝见温热病有不危于邪盛，而亡于正衰者。特别是温热病，若病程较长或病入极期，正邪交争，以至决定阶段，一发千钧，若心力不健，正气不支，极易昏痉厥脱之变。辨证之要，在于望神色和察脉象。若神气萧索，脉来糊数，或脉沉细而不鼓指，或两脉有歇止，或脉微欲绝等，必须着力扶正强心，保护阳气以固阴液；若辗转徘徊，势必两败俱伤；若投清温开泄，则祸不旋踵。

针对热病容易伤阴的特点，为保护心力，先生常以甘寒（如生地黄、麦冬）、甘温（如黄芪、党参）并用，甚则加附子。他还很喜欢用六神丸，指出"六神丸可兴奋心肌与脑神经""热病心力衰竭用附、桂则人畏惧，用六神丸既能强心，又不遭谤"。热病心衰或中毒性休克用之，每奏良效。《冯氏锦囊》全真一气汤（人参、熟地黄、麦冬、五味子、附子、牛膝、白术）先生常用之。此方乃参附汤、生脉散合方加味也，温阳而无升浮之弊，育阴兼有化气之功。20世纪30年代亲见先生以此方为主治湿温重症，获救者众。有时虽见高热呓语，但病入极期，正不胜邪，毅然舍病救人，竟以此汤加减而获验。虽说此法得力于张景岳、高鼓峰辈，然非先生，孰能为之？诸如此类，均属越出常规，无怪乎太炎先生有"成之胆识过人"之誉。

自出新意

章先生学淹众长，自出新意。其临证推究病因，细致入微；疏方不落俗套，针对性强；用量或轻或重，恰到好处，令人耳目一新。

先生治病既从整体着眼，也不忽视局部病灶。他往往将辨证与辨病结合起来，探索疾病的症结所在。例如湿温（肠伤寒），其病灶在肠，两周以后，当警惕肠出血，斯时如能在辨证论治的前提下，选用直清阳明、坚肠抑菌的药物，则不仅有直接针对病原的意图，又有防止和治疗肠出血的作用。先生从《伤寒论》葛根芩连汤悟出"苦以坚之"之法，常参用川连、黄柏、苦参、生地榆、荠菜花、银花炭、木槿花、乌梅、白芍等。这些方法，是不背古意，而又高于前人的。

再如胃病，先生对其治疗也是很讲究辨病的，例如他往往从胃痛是否有节律，是否泛吐酸水，得食是否痛减等诸方面，来判断是否为消化性溃疡。当然，如能通过必要的理化检查，更可确诊。而一旦辨明其为溃疡病，则表示胃部实质之变化，多采用叶氏养胃阴的方法，同时针对性地护膜医疡，促使局部病灶之恢复。止痛也罢，制酸也罢，补中也罢，都不能离开溃疡这一前提。先生曾经指出："凡此等证进用香燥刺激之品，未有不偾事者。"他因此创造性地运用大剂的杏仁（一般用至24 g）等富含油质的药物以解痉镇痛；以白螺蛳壳、煅鸡蛋壳、煅瓦楞子、滑石等含有钙质的药物以制酸；以象贝、马勃等药以消炎；以象牙屑、琥珀、五灵脂等化瘀生肌，避开了习俗常用的香燥理气之品。并创订了一些治疗胃溃疡的方剂，如用凤凰衣30 g、玉蝴蝶30 g、轻马勃20 g、血余炭15 g、琥珀粉15 g，共研细末，每服2 g，每日3次，餐前服。实践证明，这些验方是经得起重复验证的。

先生具有广阔的知识面，临证触类旁通，多有巧思。他说："为医者，仲景之书固不可不读，而于历代各家医籍，晚近中外科技书籍，以及其他小说笔记之类，凡有关医道者，胥应浏览，识见广邃，而后临床辨证论治，自可左右逢源，得心应手。"例如验方"通痢散"，即是他从章回小说《镜花缘》中得来，原名"治水泻赤白痢方"（川乌、杏仁、羌活、生大黄、熟大黄、苍术、甘草），此方组合巧妙，对痢疾、泄泻初起，确有疗效。观先生治痢，初起多先荡涤，尝用大黄；腹痛必佐温药如附子；治痢之积滞，而里急后重者，尝用大剂杏仁，这些显然是受了通痢散的启示。此外，他很留心民间草药和有效的验方，曾多次提示后学对《千金方》《外台秘要》作深入的研究，所谓铃串单方之称卓效者，一般人以为秘方，实则多出上述二书。一些验方、草药，当时时医不屑一顾，而先生只求实效，常常乐于采用。其中如木槿花治痢，马鞭草截疟，凤尾草治带，苎麻根止血，仙鹤草强壮等，均收效较著。

先生对本草的研究，下过很深的功夫。一些药物的作用，诸家之说难以相互印证，先生经实践后予以确定。如柴胡，认为其功用有三：一祛瘀、二解热、三泄下，治热病有时用至24 g。不拘"柴胡竭肝阴，葛根耗胃汁"之说，葛根用于解热，其用量曾达30 g之多。用望江南治热病便秘，证明其作用缓和而可靠。用紫花地丁治温热病，取其能排泄毒素。凡此引申扩展，使人尤多启迪。他非常擅用虫类药物，如蜂房、蕲蛇之用于风痹；蟋蟀、蝼蛄、䗪虫之用于积聚肿胀；蜈蚣、全蝎之用于头风痛，均积累了宝贵的经验。

在先生的医案中，经常将中西医学理论合并讨论，对中西医理论的疏证与沟通，提出很多创见。例如："古人物质属之血，功能属之气。""宣肺多是祛痰剂，肃肺多是镇咳剂。""甘温能除大热者，增加其体力，使其热自退之法也。"对于妇科调经方面，更多发挥。如："考经不正常，恒能引起胃证候""古人用平胃散通经，即是此理""室女停经、萎黄病、子宫结核、内分泌障碍病，皆可以望、切两诊得之，唯神经系之变化，则少迹象可寻""月经之生理虽在卵巢，亦受神经之支配，古人调经多用疏肝，即此理也。"先生学富心灵，立论不同凡响，足资我们研究与学习。

先生善集各家学说之长，又参合西医学之理论，其辨证，明晰精微；其用药，机动灵活。案语从无空洞肤泛之词，悉皆辨证识病之要，并善于用辩证法来指导医疗实践，抓主要矛盾，透过症状现象，认清疾病实质。处方简练，击中要害。用药剂量，或轻或重，往往出奇制胜，每收著效。上海姜春华教授认为先生的医案有如下几个特点：❶章先生不厚古薄今，他用古代的理论经验，也用现代的理论，也乐用现代人的好经验；❷章先生不循正统观念，主张博采众方，处方中把单方、草药也用进去，尽管有的处方不合正统规格，但他只求有治疗实效；❸章先生既学医于丁甘仁先生之门，又师事于曹颖甫，但他能不泥于两家；❹章先生医案没有八股气，很少用浮泛的病理机制做文章，只述主要病症，舌苔、脉象并只于必要处写上，不是每案必写，以病症为主，以脉舌为次；❺章先生治病抓住主要矛盾，用药不是面面俱到，而是击中要害；❻章先生虽批评清代苏医，但也取苏医之长，择善而从。这些评价，殊为中肯。周恩来总理对章师医术高明，甚为赞许，一次开会时，曾问章师为何不带徒弟，可惜！郭子化副部长代答："他有医校的学生，后来也带了两名北京医院西学中的医生刘沈秋、曾昭耆为徒，均成为中西医结合的专家，为章师关门弟子。"

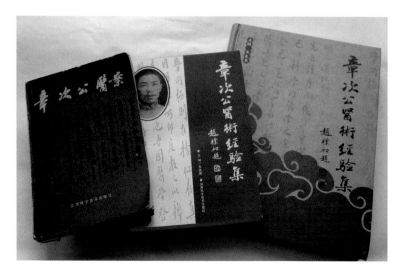

朱良春主编的三本章次公先生医案医术的书

兹举医案数则，借见先生学术思想之一斑。

1. 冠心病

【案例1】 陈女。胸闷不舒，饮食后干呕哕不得通彻，将近一年，下肢肿亦久不消，实基于心力之微弱，宜其用健胃药无效。处方：炮附块（先煎）15 g，上安桂1.2 g，生白术、怀山药、补骨脂、姜半夏各9 g，云茯苓12 g，肉豆蔻6 g，五味子4.5 g，炙甘草2.5 g。（剂量均已按现代计量单位换算，下同）

【案例2】 柴男。心脏病患者，时苦胸中闷，每多与胃病混淆，用健胃药不能缓其所苦。就寝胸脘室塞，必欲起立乃舒，两日来更见周身浮肿。处方：炮附块（先煎）4.5 g，上安桂1.2 g（研，分2次吞服），五味子4.5 g，黄芪皮、补骨脂各9 g，炮姜炭2.5 g，带皮苓15 g，仙鹤草12 g。

【按】胸闷为冠心病常见症状，中医认为，它多由气滞血瘀或痰浊内阻，胸阳痹塞，经脉不通而致。上列两案症状及用药基本相似，皆由心气不足而导致心阳亏虚，随之饮邪踞胸，阻遏胸阳，以致气不宣畅，故以附子、安桂、补骨脂、炮姜等温阳；茯苓、白术、姜半夏、山药以健脾化痰。

冠心病之胸脘窒闷，或伴见干噎不舒，常被误认为胃病，先生在1940年前后即指出："本病每多与胃病混淆，用健胃剂不能缓其所苦。"并提出与胃病的鉴别点在于："就寝胸脘窒闷，必欲起立乃舒"，及有"下肢浮肿"。这种鉴别诊断，法简易行，对当时中医临床工作者很有帮助。

2. 神经官能症

【案例1】 梁男。夜难成寐，多梦心悸。古人以为肝虚，以肝藏魂故也。凡补肝之药，大有强壮神经之功能。处方：明天麻、杭白芍、潼沙苑、抱茯神、当归身、炒枣仁、柏子仁各9 g，大熟地、料豆衣、黑芝麻各12 g，炙远志4.5 g。

二诊：寐为之酣，悸为之减，但多梦则如故。处方：大熟地18 g，当归身、杭白芍、山萸肉、菟丝子、抱茯神、潼沙苑各9 g，五味子、炙远志各4.5 g，夜交藤12 g，左牡蛎30 g。

另：首乌延寿丹90 g，每晚服9 g。

【按】中医学认为，肝主藏血，肝血虚一方面可导致心失供养，一方面又可致肝阳偏亢，上扰心神，而为心悸、失眠、多梦等症。

初诊用地、芍、归、潼、芝养肝阴，补肝血；天麻平肝镇静；枣仁、柏仁、茯神、远志养心宁神。他在按语中指出："凡补肝之药，大多有强壮神经之功能。"对当年中西医理论之沟通，作了引导。二诊在上方基础上加补肾药，补肾也就是补肝（乙癸同源之治），加强了强壮调整作用，有利于疾病的恢复和巩固。

【案例2】 周男。苦失眠，头晕时痛，梦多。此方乃中医之镇静剂，神经衰弱之失眠宜之。处方：炮附块 (先煎) 4.5 g，天麻、五味子、当归、延胡索、枣仁各9g，川芎3g，珍珠母12g。

【按】方用宁心安神之品，加熄风、镇静、镇痛药。川芎兼补肝血，治血虚头痛，现代药理学称其有明显的镇静作用。延胡索为著名的镇痛药，且具良好的催眠安定作用。

章先生曾指出："根据实践经验，有些失眠患者，单纯用养阴、安神、镇静药效果不佳时，适当地加入桂、附一类兴奋药，每收佳效。"这个经验是很可贵的，可供今后进一步验证。

3. 冷积便秘

【案例】　高女。平素有习惯性便秘，此番六日未大便。大凡暴秘可泻，久秘不可泻。泻药只能取悦一时，停药则其秘如故。面色不华，脉软，用药以振奋肠功能。处方：全当归、杭白芍、生麦芽各12g，生白术、薤白头、生鸡内金各9g，广木香6g，半硫丸9g (分3次吞)，炙草3g。

二诊：服上方无效，肠之蠕动陷于麻痹状态，予千金温脾饮。处方：党参、熟大黄、玄明粉 (分冲) 各9g，干姜、炙草各3g，熟附块 (先煎) 6g，当归12g。

【按】初诊服药2剂不效，二诊头煎药服后3小时即效。在初诊时章先生认为"久秘不可泻"而用健脾温通药无效，盖其力微故也。二诊不自讳无效，这也是先生医案的一个特色，既总结成功的经验，又吸取失败的教训，这样才能进一步深入辨证，及时考虑新的治疗措施，以提高疗效。因其面色不华而脉软，这是排便动力缺乏的"冷积便秘"，故二诊予温脾饮，攻逐冷积，也就是促进排便动力的恢复，则便秘自通。

4. 痔疮出血

【案例】　倪男。作慢性痢治，其血量虽少，而总是不能根除。

原来出血之因在痔，痔不能愈，血不能止。处方：油当归、棉花籽各12 g，桑椹子25 g，黑芝麻15 g，仙鹤草18 g，熟大黄、清炙草各6 g，制首乌9 g。

【按】中医认为，痔疮多为嗜食肥甘辛辣及饮酒等导致湿热内生，蕴结大肠，大肠失传导之职，故大便经常秘结；湿热灼伤阳络，故时时便血。

大便中经常杂有血液，并有后重感，作慢性痢疾治疗，多能取得一些效果，这原是临床上的一般诊治步骤。但久治不能根除，便需进一步检查，排除其他疾患如痔疮、直肠癌、直肠息肉等。本案即经确诊为痔疮所引起，引导后学在临证察病时，不要就事论事，应付了事。如果效果不好，就要多问几个为什么，多考虑几个方面，深入探求病因，作出恰当处理。这种辨证与辨病相结合的诊疗方法，在今天来说，仍是可取的。

处方润燥、通滞、止血，虚实兼顾，乃痔疮的内治大法，必要时可配合痔科手术，以绝后患。其中棉花籽能补虚、止血，善治肠风下血、痔疮痔瘘、血崩、阳痿等症。章先生对民间药常喜引用，即其一例。

5. 溃疡病

【案例】 李男。胃痛已8年，多作于食后3小时许，得食可稍缓，曾有黑粪史，其为溃疡病，殆无疑义。处方：凤凰衣、玉蝴蝶各30 g，轻马勃、象贝母各21 g，血余炭、琥珀各15 g。共研细末，每服1.8 g，1口3次，餐前服。

【按】患者经钡餐造影确诊为复合溃疡，共服上方两料，复查龛影消失，而告痊愈。

这是一张治疗溃疡病很别致的经验方，效果既好，价又不昂，值得进一步研究。凤凰衣有养阴清肺之功，除善治久咳、咽痛失音外，还可用于颈淋巴结核，溃疡不敛，因此以之移治溃疡病，是很具妙思的，已成为章先生治疗此病的常用之药；玉蝴蝶功擅润肺、疏肝、和胃、生肌，除治咳嗽、音嗄外，又善治肝胃气痛，疮口不敛，还有补虚、宽中、健胃之功，与凤凰衣同用，起协同加强作用；马勃长于清肺利咽，解毒止血，既能止血，又可疗疮；浙贝母（象贝母）具有清热泄降、医疮散结之功，对于溃疡病之胃痛吞酸，尤为适宜；琥珀不仅为镇静安神药，而且有化瘀止血、疗疮散痛作用；血余炭主要有消瘀止血作用，与琥珀同用，治溃疡病出血极佳。本方虽药仅6味，但从辨证与辨病相结合的角度出发，可谓老药新用，而又丝丝入扣，颇能启发后人。

6. 久呃不止

最后附1例久呃不止案，可见章师技高胆大之一斑。此病例由陆广莘口述，诸国本整理，最初发表于《中国中医药报》2003年6月30日第3版，后来作者将其收入《医林朝暮》（中医古籍出版社，2008年8月版，第130页）一书，标题是"章次公先生治愈林伯渠术后呃逆"，全文如下：

> 1955年秋冬，当时任中央人民政府秘书长的林伯渠患前列腺增生症，尿流不畅，行前列腺摘除术，术后呃逆不止达47天。除用西药、针灸以外，进中药旋覆代赭汤、丁香柿蒂汤均无效。当时林老已69岁高龄，久病体衰，加之手术以后频频呃逆，不能进食，也不得休息和睡眠，生命危在旦夕，曾两次下过病危通知。周恩来总理十分焦急，亲自组织中医专家组抢救。到林老呃逆持续一个月左右时，仍未见好转，从上海调到北京工作不久的章次公先生临危受命。

次公先生诊了脉象，查了病情。总理问道："林老的病怎么样？"次公先生说："没有想象的那么严重。"总理接着问："根据什么？"次公先生答说："从四诊分析，神不散，气不竭，脉不乱。"总理又问："这病怎么治？"次公先生说："呃逆不止，是由于胃气上逆。脾主升，胃主降。脾主运化，输布精微；胃主受纳，腐熟水谷。今胃气久虚，升降失常，呃逆频作，水谷不进，后天之本已衰。当务之急是养其胃气，恢复和增强胃的功能。但光靠镇逆不行，需扶其正气，徐徐调之。"于是拟方用别直参一支炖汁，少量频服。另用糯米熬成稀粥，嘱护士用小勺进于舌面让患者慢慢吞咽。

当晚，呃逆渐减，总理闻后大喜。第47天，呃逆止。

【诸国本附记】 陆广莘教授是章次公先生的高足之一。陆广莘教授1957年自北京医学院毕业后，分配在北京大学人民医院工作。1955年秋章次公先生赴京就职，师徒过往甚密。但次公先生为人质朴，从不自炫，更守纪律。上述医案，是次公先生的挚友、陆广莘的另一位老师、当时参加林伯渠医疗专家组成员之一的徐衡之先生亲自向陆广莘讲述的。最近，查得佐证如下：

其一，据朱良春、李树仁、姚守诚、章鸿慈著的《中医学家章次公先生传略》记载："他（章次公）调京不久，参加了林伯渠同志的抢救工作，林老呃逆月余不止，病情十分危重，总理责成他为抢救小组组长，组成了抢救小组，经他以大剂野山人参，并亲自煎煮治疗后，呃逆被控制，使林老病情平稳下来。"

其二，据《中华外科杂志》1956年第12期报道：患者"在腰椎麻醉下行耻骨后前列腺摘除术后第36小时开始发生呃逆，呃逆的深度及持续时间逐渐加重，每日呃逆次数曾多至20余次，最长持续时间达90分钟，影响睡眠，在呃逆发作最高峰时，每日睡眠仅三四小时，并伴有呕吐。在呃逆发作的第10日呕吐物及大便呈黑色，潜血试验阳性。7日后症状不断加重，呕吐物中存在新鲜血液。X线钡餐检查，发现食管贲门部痉挛并有浅层溃疡"。"患者自呃逆发生以后，即由中西医名医师与苏联医学专家等多人悉心会诊与治疗。""特别值得提出的是，在呃逆持续到第19日，延请中医参加治疗时，中医专家首先决定以'补中气'为主，兼用清热解毒与解除呃逆的药物。""后一个疗程（第29日至第47日），由中医单独治疗——服药、气功疗法及针灸。此后呃逆的发作次数逐渐减少，每次呃逆的持续时间也逐渐缩短，直至第47日呃逆完全停止。"

这则病案刊登于《中华外科杂志》时，是在易子中（江西省吉安专区人民医院）写的《用中药治疗手术后顽固性呃逆一例报告》一文之后的"编者附志"中提到的。据文中交代，"编者中有几个同志在1955年间曾遇到一例手术后并发顽固性呃逆，特此附志如下"。可见这位编者必是当年参加林伯渠抢救组医生之一，文中所指患者，未提林伯渠姓名，显然是出于医案惯例并有所"不便"。可惜这位编者已无从查考。陆广莘教授于1957年读过这篇报道，至今印象尤深，并提示我去中国中医研究院图书馆查阅。次日果然查到了这篇文章，文中所提患者即林伯渠，与所有的回忆完全吻合，次公先生于后期"中医单独治疗"也隐约可见。

医德医风

先师秉性耿直，坦率真诚，敦厚处世，淡泊名利，从不为名利而争，但为学术、为真理，却常仗义执言，据理力争，事后从不

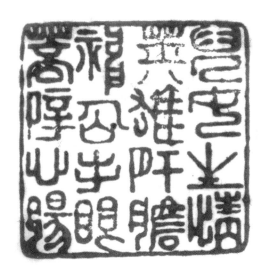

儿女性情
英雄肝胆
神仙手眼
菩萨心肠

朱良春毕业时章次公先生赠送的印章

存任何芥蒂。不阿谀，不屈从，尤其在京任职期间，仍能保持其独特性格，得到党的信赖。何时希说他"是一位诚朴质直，胸中毫无欺诈城府的大学问家"，是很贴切的。先生具有高尚的医德，这从77年前老师赠我的一枚印章——"儿女性情，英雄肝胆，神仙手眼，菩萨心肠"——即是先生为医的真实写照。他对贫病不收诊金，并免费给药。对重病而不能起床就诊之贫民，邀之即去，先生常低头、弯腰进小阁楼、亭子间，且不收诊费。所以先生诊治的重症甚多，每用大剂以起沉疴，非往返富贵之家，乐用平淡之方者可比，深受广大人民爱戴。在抗战期间，上海成为孤岛，避难来沪之亲友，常至诊所食宿，从不拒绝，有"小孟尝"之雅称。对待同道，十分爱护，有请益者，必详为指点。如前医无效，而来就诊之患者，必索阅原服之处方，倘辨证尚合，仅用药略作调整，即可获效，常告知患者，前医用药不错，可就近继续请他治疗，以免跋涉，前医甚为感动，常有成为朋友或学生者。先生忧国忧民之心强

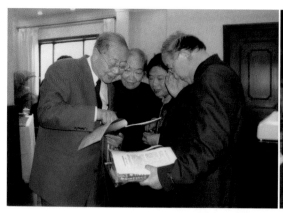
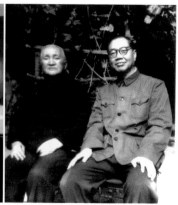

2003年4月章次公的学生喜看为老师出的纪念册（左起朱良春、姚守诚、右一柳曾符）

1979年朱良春看望章师母，在章宅庭院留影

烈，对旧政府的腐败、民不聊生，深为不满，对热血青年，曾多次资助他们奔赴解放区参加革命。1949年后，感到很愉快，常对儿女们说："没有共产党，就没有中国的前途，就没有中医的前途，也没有我个人的前途。"勉励子女都要跟着共产党走。先生有子女9人，从医者3人（研究员2人，教授1人），其余均从事教育工作，各有成就，不负师望。

以上简要介绍了次公先生的生平和他的学术思想、医德医风。先生离开我们已56个春秋，其音容笑貌，宛在眼前。春风化雨，赖有良师。"发皇古义，融会新知"，是先生之志，亦先生未竟之业也，这将激励我们加倍努力，为发扬国粹，实现中医现代化而奋斗终生！

〔原载《新医药学杂志》1978年第10期，2015年6月增补，2015年8月5日修订〕

立言求是非同俗　论道持平有古风

——缅怀姜春华教授

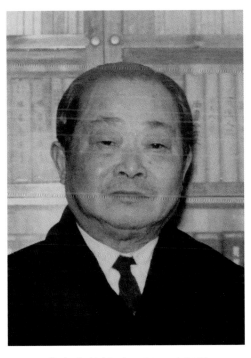

姜春华教授（1908—1992）

我与姜春华教授是20世纪30年代在章次公先生诊所毕业实习时认识的，那时他经常到章师家谈论医学，述古论今，甚为默契。随后40年代姜教授又先后与我同时受杨医亚主编的《国医砥柱》、任应秋主编的《华西医药杂志》、吴粤昌主编的《广东医药旬刊》之聘，担任编委或特约撰述，常有文字来往。他勤读好学，博览群书，学贯中西，融汇古今，理论精深，思维新颖，所写文章颇多精辟之论，在中医界为同仁所瞩目，我受其启迪殊深。

姜春华学长于宣统元年八月初八日生（1909年9月21日）。尊人姜长熙，字青云，是南通县金沙镇饶有医名的中医，精研内科和幼科，尤擅痘疹。诊余手不释卷，精研再三，这对姜春华的影响和日后成长极为重要。在父亲的指导下，遍读并熟记中医经典，喜书画且博览经史子集，常随父侍诊见习。由于他勤奋好学，少年时即能独立诊病开方，是此有二三年光景。他志存高远，读《论语·公冶长篇第五》子曰："道不行，乘桴浮于海。从我者，其由与?"这段话对他深有启发，18岁的他，经亲戚介绍，闯荡上海，只身挂牌行医。起初有亲友推介患者诊治，随着他对疾病的钻研日深，以及对患者的热情和疗效，悉心关怀，逐渐立足于沪上，实乃功夫不负有心之人。

姜春华道兄治学擅于"勤求古训，博采新知"，并善于独立思考，求真务实。沪上行医时，正值西学东渐，中西医汇通的思潮蜂拥而来。所谓"西学东渐"，牵涉社会生活各方面的中西文化交流，而中西医汇通，当时有张锡纯、恽铁樵、陆渊雷、章次公等诸公，他们积极地学习、探索，并推动这一医药理念的发展。对其中全盘否定中医或者为所谓"科学化"而排斥中医的民族虚无主义，也逐渐被这些中坚人物所揭穿，中医如"全盘西化"必然会走进中医药发展的"死胡同"。余岩（字云岫，浙江镇海人)就是"废止中医"的代表人物，1917年出版了《灵素商兑》一书，此书引《黄帝内经素问》条文，借"商兑"为幌子，彻底否定中医的理论基础。1929年，他任职国民政府内政部，利用卫生专门委员会委员之便，于2月23—26日，南京国民政府卫生部第一届中央卫生委员会会议上，提出《废止旧医以扫

110

除医事卫生之障碍案》。由于出席的代表17人，无一名中医，几乎完全是西医，提案表决时，竟获一致通过，此案臭名昭著。同年3月17日，全国15个省市132个团体共262名代表云集上海，召开全国医药团体代表大会，并成立全国医药团体总联合会，组成请愿团，赴南京要求国民政府立即取消废止中医案。这一抗议，得到全国民众的响应和支持，南京当局迫于舆论压力取消了"废止中医"案。在此大规模行动前一年余岩就撰写了《医学革命论》一书，是10年前《灵素商兑》的继续，不能不认为其用心歹毒。姜春华在当时就是一名维护中医存亡的卫士，他撰写了《<医学革命论>批判》一文，刊登在《广东医药旬刊》第一卷5、6期合刊上。编者评曰："余云岫氏，在近代中国学术界，其所著《医学革命论》，尤为当世重视，唯对中医学之评价，究未泯除成见（按：即指《灵素商兑》）。沪地新中医青年领袖姜春华先生出此批判一文，以正确崭新社会科学作理论中心，纠正余氏错误见解，诚属当前中医学术领域中不可多得之杰作。顷承惠寄本刊，特分期发表，借供研论。姜春华乃沪上复兴中医专校及上海医专内科教授，所著《中医证候疗法发凡》刊于《国医导报》，《金匮要略新论》及《中医内科学》二名著，曾载汪浩权（按：同门师兄，后更名为汪慎之，著有《药物学》，曾主编《中国医药论文选》，2012年11月20日逝世，享年96岁）所编之《中国医药月刊》。并闻准备日久而已动笔之《伤寒论新论》，亦将继此文允交本刊发表，谨先报道，希读者注意焉！"姜春华对"废止中医"的批判是相当理性的，以致通过这场斗争和批判，亦继续加深自己对中医理论、各家学说、临床实践、中西结合等诸方面的学习和研究，保持缜密的学风和持平之论。

姜春华道兄虚心好学，对中西汇通的探讨情有独钟，其毕生一以贯之，直至晚年趋向成熟。乃著名医家、中西医汇通代表人物之一的陆渊雷先生（1894—1955），对他有重要影响。1928年底，徐衡之（1903—1968）时任筹办主任，与陆渊雷、章次公（1903—1959）、祝味菊（1884—1951）、章巨膺（1899—1972）等诸公创办上海国医学院。"发皇古义，融会新知"取得共识，并成为办校宗旨。然而，南京国民政府当局消极对待中医教育，导致办学极其艰巨曲折，困难重重，1932年初累计毕业168人，因经费短缺而停办。后应许多有识之士的要求，教务处长陆渊雷先生开设遥从部（按：即当今函授部）教学，既有中医经典，又有西医教材。姜春华虽然已经立足沪上，仍积极报名，非常认同陆渊雷的"中西医互相学习，取长补短"的学术主张，以及"学术虽有是非之见，而无门户之分"的治学态度，正所谓"良禽择木而栖"，遂拜陆氏为师。由于姜春华的勤奋刻苦，学有心得，深得陆师赏识，多次亲炙面授。其间，姜春华还自学了内科学、药理学、病理学总论、物理诊断和实验诊断等西医的大学课程，常抽暇去章次公诊所，正是那时与我相识相知，他还记得与我一起去留德西医李邦政博士处学习叩诊、听诊。春华兄之好学精神可见一斑。

姜春华教授之论道，源自他深研医史，详析所见所闻，他纵横捭阖，积淀优势。他强调"力求用历史唯物论的观点评论历代医家，避免以现代知识水平苛求古人。凡是古人的谬误，我们要昭示来学，免蹈古人覆辙。凡是古人的精义，我们要加以阐发，以利继承传播"。他还说："医学是科学，不是文艺，科学只有是非，不允许有个人的爱憎偏嗜，故学古人当先了解古人。"所以，他认为"学术为天下公器，唯有说清是非才显出前任的伟大"，上述这些话是1989年出版的由他所著，其子姜光华整理的《历代中医学家评析》

的"几点说明"，由此可以看出他对中医药学及历代医家学说，有发自肺腑的思路与方法，其言之有理，无懈可击。

姜春华教授建立并形成"西为中用，古为今用"，开拓、求真、务实、创新之路，尊古而不泥古，"用西学而不用西药""学贯中西，立足中医"。他在诊务繁忙之余，还带教和函授若干学生。20世纪40年代末，他的教研工作正处于巅峰状态，他依托杨医亚（1914—2002）创办的北平国医砥柱月刊社，连续编著了3种中医临床基础教本：《中医基础学》（1946年版）、《中医诊断学》（1947年版）、《中医病理学》（1949年版）。这些书籍封面冠名"姜春华医师编著、杨医亚医师校阅""北平国医砥柱月刊社铅印本"，印制量在2 000册以上，这在当时的中医学图书来说，是很了不起的。到目前为止，根据薛清录《中国中医古籍总目》所载最多有3家馆藏，而《中医病理学》仅一家有藏，以此可证其实用性。另外1949年1月1日国医砥柱月刊社出版发行的《中国医药论文选》，由江浩权主编，陆渊雷、杨医亚审定，姜春华继阅，所谓"继阅"有"审阅"和"校对"的双重概念。发行所列"江浩权医师诊所"。其实上述4人都各自有临诊业务，这在中国医书出版史上可谓独树一帜，值得敬佩，更值得研究。

姜春华教授于1954年进入上海第一医学院附属内科学院（现为华山医院），他以优异的临床医疗效果和热心为患者服务的堪称一流的医德，仅仅两年时间，于1956年荣获全国劳动模范的称号，继而于1958年荣获卫生部颁发的奖状和金质奖章。1977年，荣获上海市卫生战线先进，并出席全国代表大会。1985年，由于他对血防工作作出优异贡献，荣获上海市人民政府颁发的奖章，并记大功一次。面对荣誉，他引清代孟河名家费伯雄的话"欲救人而学医则可，欲谋私利而学医则不可"以自励。他常讲"为医对社会能尽到自己应尽的责任和义务，并成为一名真正的人民医生而感到愉快"。他的一生就是在这种愉快中度过的。

1957年，按中医辨证论治原则治疗各种疾病，发现同时用补肾的方法可以提高疗效，从而引发他对"肾"及肾的本质进行研究，用中西医理论与方法对肾的生理病理做了系统的探索。1959年由他带领组成了藏象专题研究组，采用现代科学方法研究中医藏象理论的实质，于1963年主编《肾的研究》一书，引起全国中医界学者的普遍关注。与此同时，也在日本汉方医学界引起强烈反应。其后，他锲而不舍，与他的学生沈自尹院士紧密合作，继续深入"肾"的研究，《肾本质研究》于1991年付梓出版，其时他已身患重病。但是，他对前来采访的《解放日报》记者这样说："我亟愿意为发展我国的中医事业再干点实事。"

1970年初，他倡导成立"活血化瘀"课题研究小组。他从血液微循环、血液流变学、动物实验、药理、临床等方面展开了大量的研究工作，并获得很大的成效，于1978年3月18日，在全国科学大会上获得重大科技成果奖。1981年他主编的《活血化瘀的研究》由上海科学技术出版社出版。书中介绍一系列西医的病名如冠心病，慢性阻塞性肺炎，急、慢性肝病，上消化道出血，血栓闭塞性脉管炎，子宫内膜异位症，新生儿硬肿症，视网膜血管阻塞，红斑狼疮，精神分裂症等临床各种难治病症，经过中药活血化瘀法，对症处方施治，都较单用西药治疗为优。此书出版好评如潮。虽如此，姜春华教授仍坚持发掘和研究。1990年2月，由上海医科大学出版社出版，姜春华主编的《活血化瘀研究新编》面世。这本书对中医的血瘀概念，活血化瘀史，血瘀证的病理变化，动物血瘀模型的制备，活血化瘀法治疗脑血管病、冠心病、肝硬化等常见病、多发病中难治之症的临床进展，以及活血化瘀诸药的生药研究，包括天然成分理化指标和药理作用对疾病的转机等研究进展，都作了全面系统的介绍，真可谓极有价值的"活人书"！

春华学长晚年罹患糖尿病，但是仍然笔耕不辍，除上述两册精心之作，还有《历代中医学家评析》《经方实用学》《道家与医家》都堪称传世之作。我的一个学生，徐慎庠同志，是南通市中医院招收的第二批中医继承班学员，学满全部学业。因当时国家政策调整未能从医，去供电局工作，但业余之暇，仍痴心中医，以"中医爱好者"自称，他常年订阅有关中医的报纸杂志，得知姜老的著述《历代中医学家评析》问世，即于1990年1月中旬汇款给上海中医文献馆联系订购，经过阅读，以"医家素稔须当辨——读《历代中医学家评析》"为题评曰："中医学术历史悠久，医家著作卷帙浩繁，学者每每读一书则秉一家之言，较少纵横深入古书精义。近读姜春华教授所著《历代中医学家评析》，有耳目清新之感……见解独特，不乏创新之见，凡辨析之处，考之有据，颇中肯綮。"又"姜老立论强调历史作用和个人发挥，两者相辅相成，并不是孤立地看待医家学术特长，譬如张仲景《伤寒论》乃古《汤液经论》衍化而升华，是书列举皇甫谧、陶弘景、成无己、吴澄诸说加以稽考，其学术成就则举具其'以六经治百病''辨病与辨证''症有表里寒热虚实''辨证论治举隅''从脉定治''辨热型与热情''重视亡阳损阴'7条，虽不能覆盖仲景全著，但对后学不能不说是一个温课的纲领"。又"各医家小传，姜老对疑似辨析之处每多斟酌，夹叙夹议，措词详略得体，唯重在求真，他尊重史实，严加甄别和筛选，得来不是一般的功夫，如书中写许叔微小传，《宋史》无载，录洪迈《夷坚志》，所记殊堪为训，且录清藏书家陆心源所说轶事，真实可信，亦可见其一斑"。此文登载在《中国中医药报》1990年2月26日第67期2版。与此同时，他还写了一篇《求实创新的姜春华教授》登载在南通市《江海晚报》新辟《在外通人》专栏。徐慎庠君将报纸寄给姜老，姜老即回信表示感谢。徐君向我谈及，从这件事中感到姜老平易近人，是位值得尊敬的长者。

姜老毕生淡泊名利，勤奋著述，奖掖后学，不遗余力，是真正达到先远祖文公朱熹所说"旧学商量皆邃密，新知培养转深沉"之境界的。1973年我的学生史载祥医师（现为北京中日友好医院主任医师）去上海第二军医大学协助编写教材，要我写信介绍去拜见姜老。彼不以史君一个年轻后生而薄视，却是热情接待，边吃边谈，谈了一个多小时，史君深为感动，十分敬佩。姜老还对他说："我的学术观点与朱院长是一致的，是求实派、革命派。"这对他而言是实话，对我则是过誉了。

记得1982年卫生部中医司组织编写《实用中医内科学》，在上海进行统稿、审稿，邀我参与审稿。因金寿山教授有恙在身，乃由

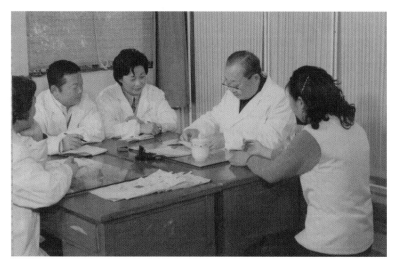

姜春华在带教

黄星垣研究员主持工作，我与黄研究员负责审稿，其余8人负责统稿。我推荐朱步先、何绍奇二位参与统稿，在延安饭店工作了3个月。在此期间，星期日我们仁常到淮海中路的姜老寓所畅谈，他非常高兴，自己动手烧菜，畅饮啤酒代饭，边吃边谈，愉快地度过了假日，也得到很多教益。步先、绍奇既能饮酒，亦善健谈，与姜老成为忘年交，这也是姜老对年轻人爱护培育的殷殷之情。

记得我曾给过姜老一信，那是1973年下半年，听说他欲回南通探亲，即专函邀请他顺做一场学术报告。8月6日复信云："接奉大函，敬悉一切。弟仍在修订《辞海》(参加中医学院组)，估计需9月底方能定稿完毕，工作甚紧张。现学校放假一周，本拟以此假期作个人活动，或回乡一次，亦因《辞海》任务而不能抽身，姑俟《辞海》完毕之后再说。上海第一医学院党委决定成立中医教研组，着我为组主任，兼中山医院中医科主任，脱离华山。因《辞海》之故，尚未报到。弟回通主要向乡里长者学习，讲学岂敢当耶！能有机会一聆阁下及诸君子教益即幸甚！承注敬告。"从来信知道他很忙，期盼他回乡探亲之际做学术报告，也是乡里同道共同的心愿。他长我9岁，却谦称为弟，又说是来聆取教益，其谦诚胸怀，令人景仰之至！

1979年是章次公先生逝世20周年，我们同学搜集了章师的部分医案，由我执笔编写按语，以作纪念。在编写期间，姜老甚为关切，热诚提出原则性意见：一要保持原貌，对原案不加修饰；二要少而精，不必重复类案；三要按语中画龙点睛，使章老学术思想发扬光大。这3点成为我执笔时的依据。后来他抽暇为《章次公医案》一书作序，他在序中说："章先生不厚古薄今，他用古代的理论经验，也乐用现代人的好经验；章先生不循正统观念，主张博采众长，只

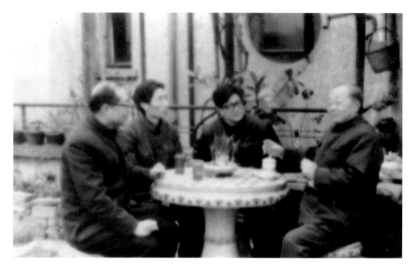

1983年朱良春与高徒朱步先（左二）、何绍奇（右二）常在上海姜春华（右一）教授家中畅叙论医

求有治疗实效；章先生不泥于丁甘仁、曹颖甫二家；章次公医案没有八股气，只述主要病症，以脉、舌为次；章先生治病抓主要矛盾，用药不是面面俱到，而是击中要害；章先生虽批评清代苏医，但也取苏医之长，择善而从。"他一口气说到章先生的6个特点，很中肯贴当，求真务实，可供读者深入思考，开卷有益。

20世纪70年代末，姜老与江西中医学院张海峰教授（1915—1988，江苏镇江人）及我，无形中组成一个小型讲学团，接受各地邀请讲学，经常叙晤，深受教益。特别是他做学术报告时，从不坐着照本宣读，而是站着离稿演讲，引经据典，侃侃而谈，娓娓动听，重点突出，引人入胜。其功力之深，记忆力之强，非常人所及，听者无不赞颂，咸谓是一次高层次的科学艺术享受。我们三人在1978—1981年，多次应邀至浙江、江西、安徽、广东等地联合做学术报告。后来云南、深圳等地邀请，上海第一医学院领导提出：姜老年事已高，又有高血压、糖尿病，远途跋涉，尽量少去为是，因此他就接受劝告而婉言谢绝。所以1988年4月30日不无遗憾地来信说:"昆明之游乐乎?昆明气候好,风景好,值得一游,想是饱览风光回来了!"

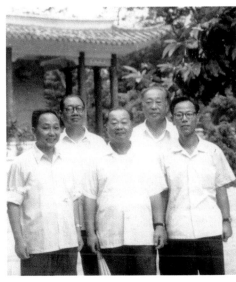
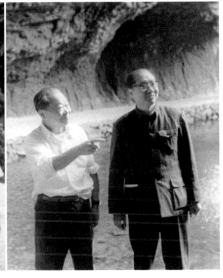

1978年9月在解放军157医院主办的"全军活血化瘀学习班"讲课后合影(前中为姜春华、后右为张海峰、后左为朱良春)

1981年在浙江讲学闲暇时姜春华与朱良春散步叙聊

姜老是一位理论与实践俱丰的学者,但却十分谦虚,从不骄傲自大。对学术评析,持论公允,有是非之辨,而无意气之争。20世纪80年代初,他对热病提出扭转截断论点,打破了卫、气、营、血传变规律,本是中医辨治温热病理论上的一次突破,不意却引发了一场论战。各地同仁纷纷发表文章进行商榷,或直接写信与他讨论,出现了百家争鸣的好气氛。那时他因脊椎压缩性骨折正在中山医院卧床治疗。我去病房看望他,他非常高兴地与我畅谈学术论争之事,他说:"有部分讨论性意见很好,我乐意接受,予以答复。但也有一些是村妇骂街式的胡扯,不值一道、毋庸驳斥,一笑了之!"他的

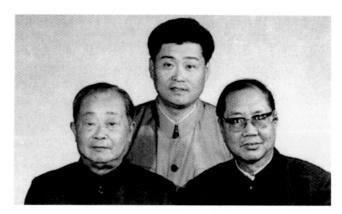

1981年与姜春华教授在浙江乐清讲学后留影，后立者为楼定惠局长

虚怀若谷，从善如流，体现了一个维护正确观点，善于从别人的意见和建议中充实提高的高尚情怀。

1988年姜老已届耄耋之年，作为中医界的耆宿，中国中医研究院研究生院部分同志拟为其祝寿，写文章来颂扬他的功绩。姜老对这种花钱、费时的事颇不赞成，予以婉谢。他认为，"今年两本书可出版，以此为寿最好！学术传后寿命长！"他还慨叹地说："来日已短，不是方长，可悲！不足庆。剩余时间当节约用"。这足以说明他以学术事业为重，不愿搞铺张浪费，亟珍惜余阴的高尚心境。但是，上海第一医学院及中山医院仍然以组织的名义为其祝寿，这在西医院校为中医祝寿者，殊不多见。我与曹向平（1916—2001）教授合写了一首诗寄给他，表示祝贺之忱：

少年困学老才雄，万卷方书善贯通；
八十高龄犹述作，三千弟子各葱茏。
立言求是非同俗，论道持平有古风；
遥祝康疆添寿算，隔江缱绻故人衷。

120

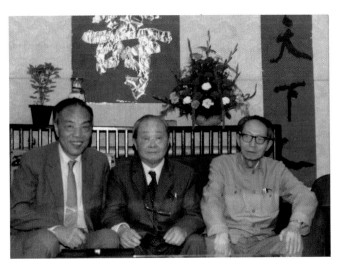

上海第一医学院及中山医院为姜春华教授祝寿。左起颜德馨、姜春华、裘沛然三老在寿宴上合影

1991年12月下旬，接到姜老来信："弟因糖尿病而致肾衰竭，专家会诊，已进行腹透，似有好转，不知吾兄有何高见否？"字迹颤抖歪斜，知其恙情已深，体气大衰。思念老友一晤，当即与南通县中医院季光院长联系，并嘱其向县领导汇报。后由周少逸、季光二位与我于12月30日去中山医院看望。姜老甚感欣慰，但视其神色萧索，大肉尽削，语音低沉，势入膏肓，恐难逆转，深感黯然。建议加服扶正益肾之品，劝其安心静息，慰勉而别，不意竟成永诀。1992年3月11日姜老溘然与世长辞，令人潸然泪下。3月30日在上海殡仪馆举行追悼会，我与许昶主任、季光院长前去参加。上海第一医科大学党委在悼词中对姜公毕生献身于中医事业，作出卓越贡献，给予高度评价，全国各地唁电、挽联甚多，极尽哀荣。其哲嗣光华继承家学，门人中亦颇多杰出之士；其学术精粹，高尚品德，将长留人间，永垂千秋！姜公九天有知，当可告慰！

〔原载于《中医文献杂志》1995年第1期，2015年4月14日补充〕

缅怀贤达　弘扬岐黄

——纪念董德懋、赵金铎、谢海洲三位贤达

为纪念著名中医药学家董德懋、赵金铎两位教授诞辰100周年，谢海洲教授逝世10周年而举办的三位贤达学术思想研讨会，我认为很有意义。

三位贤达，均是现代著名中医药学家，学植深厚，热心中医学术之传承弘扬，著述丰硕，培育后人，博济苍生，为中医药事业的发扬光大，作出了卓越贡献，其博极医源、精勤不倦的崇高精神，值得我们认真学习。

董德懋（1912—2002），满族，北京市房山区人，中国农工民主党员，中国中医研究院资深研究员，广安门医院主任医师，曾

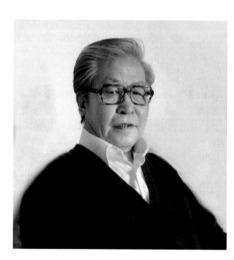

任《中医杂志》主编，全国中医学会常务理事，全国针灸学会副会长等职。是一位诚笃仁厚的学者，博学多能的名医。早在1949年前他主编《中国医药月刊》，由于兼职太多，忙不过来，便找了我的学兄汪浩权同志接替他的主编工作，因此便有了通信往来的机缘。1949年后，我们先后参

董德懋教授

加中国农工民主党，他又主编《中医杂志》，这样接触就多了，对他的崇高品德，厚识博学，有了进一步的认识。他善待他人，热情助人，从不摆高傲姿态，与他相交，有温暖亲切之感，他是一位具有长者风范的学者，令人肃然起敬。在学术上，不仅精于针灸，而且内妇儿科亦擅其长，对于脾胃调理，尤为崇尚，创有"调理脾胃十法"：通下、理气、清热、祛湿、消导为攻法；益气、升举、温中、固涩、养阴为补法。每法又分为数法，或数法合用，纲举目张，圆机活法。甚为全面平稳，切于实用，疗效卓著。更令人敬佩的是董老热心中医事业，有组织能力，善于团结同志，兴教育，办杂志，创学会，工作辛劳，但安排井然有序，是一位多面手，故早就有"北京四小名医"之誉。虽然职务比较专一，但各种头衔很多，业务及社会活动更为频繁，然事必躬亲，处理得当，面面俱到，以中医事业之振兴为终身职责，是中医界的一面旗帜，值得我们好好学习，用实际行动来缅怀董老！

赵金铎（1916—1990），汉族，字宣文，河北深泽人，中共党员，主任医师。见过一面，接触不多，从其事迹看，确是一位良医良

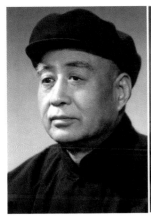

赵金铎教授

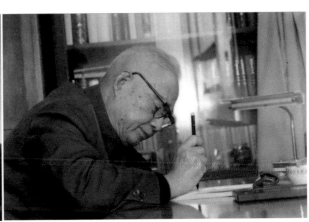

赵金铎工作照

相一身兼的学者，不仅精于医理，解民倒悬，而且积极参加革命，掩护军民撤退，免遭日寇杀戮，并为伤病员免费治疗。1945年秋，他参加县武装部解放晋县城前线医务所，在革命战争中奋力抢救伤病员，勇敢机智。1954年奉调来京，对于筹建中医研究院贡献尤多，备极辛劳。他承担了第一、第二批西学中教学，以及早期中医"9种教材"的编写，历任广安门医院内科主任、副院长、中国中医研究院学术委员会委员、全国中医理论整理研究会副主任委员等职。是一位忠诚的中医工作者，他的革命斗志，工作精神，值得我们好好学习。1988年赵老72岁时，写了两首诗："橘杏五十度春秋，继承发扬志不休；片叶医海风雨激，慈航彼岸赖神舟。桑榆晚景山河美，老树逢春新枝秀；春蚕不死丝难尽，鞠躬尽瘁孺子牛。"这是他一生将医学与革命相结合的真实写照。

谢海洲（1921—2005），字鸿波，河北秦皇岛人，中国中医研究院资深研究员。他是一位卓越的药学家，又从事教育和临床，20世纪50年代，经徐衡之先生介绍，又拜章次公先生为师，成为我的师弟，过从较多。我从医60年座谈会，以及2005年举办"全国名老中医学术经验交流会"，他都应邀来南通参加，并作精辟发言。谢老为人真诚，性格坦爽，从不轻易批评他人，而是赞许较多，善于汲取他人长处，从不显耀己能，谦谦君子也，令人钦佩。他的一生是勤学的一生，坦率乐观的一生，乐于助人的一生，他的崇高品德、医

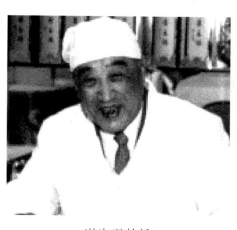

谢海洲教授

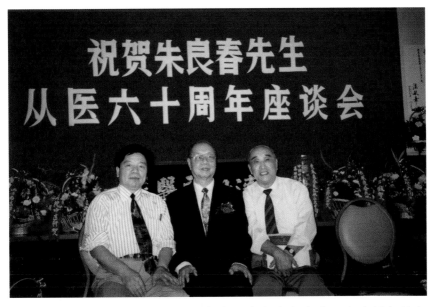

1997年谢海洲教授（右一）专程来南通参加朱良春从医六十周年的纪念活动，并致贺词。左为李建生董事长

术医风是我们学习的典范。

　　这一次由中国中医科学院、中华中医药学会主办的著名中医药学家董德懋、赵金铎、谢海洲教授学术思想研讨会，我觉得很有必要，我们不能忘记老一辈对中医事业的贡献，这种兢兢业业、孜孜以求的意志，坚韧不拔的精神，为祖国、为人民、为事业奉献终身的崇高品德，我们要继承弘扬，为早日实现中华民族伟大复兴，让我们共同努力，为圆中国梦而奋勇向前！

〔写于2015年9月〕

愿将肩臂当阶墀　我效春蚕吐尽丝

——缅怀任应秋学长之"三同"情谊

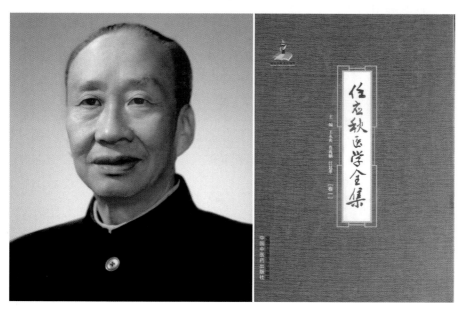

任应秋先生（1914—1984）　　　　《任应秋医学全集》书影

　　余与任应秋教授有"三同"之谊，同窗、同行、同党也。20世纪30年代，任老是我在上海中国医学院求学时的学长，此为一同；40年代时，任老受重庆周福生先生创办的《华西医药杂志》之聘，担任主编，总理其事，我被聘为"特约编辑"，时有书信往返，切磋探讨，得益甚多，此为二同；新中国成立后，我们先后参加了中国农工民主党，都曾担任过农工党中央委员，所以又是同党同志。任老离开我们30年了。最近《任应秋医学全集》问鼎于世，这是令我兴奋不已的一件事。今年这个全集亮相于首届全国图书馆馆配会。中国中医药出版社责任编辑张伏震介绍说，《任应秋医学全集》从纵横两个视角系统整理和发掘先生的学术思想、治学方法和学术成果。《全集》12卷，涵盖了先生自1934—1984年期间的主要论著，包括医学论文、杂文300余篇，著作30余部，是先生的弟子和他的长女任廷革历时逾8年辛苦编撰而成。

忆起有几次学术会议相遇于宾馆，得以把晤畅叙，甚感愉悦。清晨与会同道散步晨练，每见任老总是手握古籍，低声朗诵，缓步而行，精神专注，旁若无人，甚令人敬佩其治学之勤笃，惜时如金也。

任老博览群书，敏悟过人。在学术讨论时，常引经据典，不假思索地脱口而出，令人称羡，不愧为大家宗师也。吾师章次公先生在1952年致近代名医刘民叔先生函中曾述及："令师廖季平医术上之成就，视先师章太炎先生，亦属一时瑜亮。"廖老乃经学大师也，且兼精通岐黄之术，与太炎先生不相上下。任老少年之时曾从廖季平先生学习，可见他国学根基的深厚是渊源有自的。

国学治医　其源渊深

任老4岁启蒙，诵习经书，少年时入江津国学专修馆就读，其时有机会问学于经学大师廖季平，历时14年。廖季平（1852—1932），四川资州井研县人。原名登廷，字旭陔，后改名平，字季平，号四益，晚号六译。早年深得宗乾嘉汉学张之洞赏识，补县学生员（即秀才），录取为第一。后又师从著名学者王闿运。39岁时考为光绪十六年（1890）二甲七十名进士。曾任龙安府学教授，久掌成都尊经书院，著述颇丰，有《六译馆丛书》《古学考》等，对古医书研究颇深，辑评20余种，集为《六译馆医学丛书》，是其晚年为中医学贡献的力作（按：1913—1923年成都存古书局刻本，其医学子目22种），是谓以国学治医的津梁，其书存世量不多，值得有志研习并加以发挥的后学作为参考用书。

据任老的长女任廷革介绍，他的经方学启蒙老师刘有余曾授以陈修园所撰著的《公余医录六种》《伤寒论浅注》《金匮要略浅注》等书，任老时年17岁，初涉医即遵严师所嘱在不到两年的时间内，能够连原文带注解背诵如流。3年后满师，即在尊太公任益恒创办的济世诊脉所免费诊病。任老年轻时如此刻苦磨砺，确令人敬佩！

任廷革教授还在《任应秋内经研习拓导讲稿》一书中透露了这样的细节：

"任应秋读书很注重方法，光绪元年（1875）四川学政张之洞为尊经书院撰《輶轩语》一书，对他的治学方法影响颇深，书中强调'读经宜明训诂，宜讲汉学，宜读国朝人经学书，宜专治一经，治经宜有次第，治经贵通大义'，书中还特别推荐了《四库全书总目提要》，他从中总结出治《内经》的门径。"

"任应秋对《内经》的学习和研究首先从章句入手，再从理论体系的层面进行归纳和总结，其中不仅贯穿了训诂、校勘、疏证、读破等基本的文献整理方法，而且还对其进行了类分、语译、提要、索引等深层次的系统研究，在这些方面的成果享誉国内外，为此他也成为中医基础理论学科和中医文史学科重要的奠基人之一。"

任老数十年积累的治学思路和方法，确给人诸多启迪，举一反三，可获真知，亦受益匪浅。《任应秋内经研习拓导讲稿》虽只11万余字，但内容精到，涵盖全部应知应会。所谓"拓导"，即有"推此及彼""开拓、拓荒"，指导阅读《内经》的意思，若将阅读

《内经》登堂入室，非任老治学方法莫属。

任老很早就提出"中医古籍亟待整理"，用训诂学研究《内经》，北京中医学院1956年就有油印本，继后任老《内经十讲》注重经典考据与临床结合应用。他感到，既具有中医根基又精通校勘训诂知识的专家已是凤毛麟角，任务紧迫，对此必须抓紧、抓实，不可等到"皓首"再"穷经"，这样才不致中断医道文脉。这是高瞻远瞩之见，现在更感到是迫在眉睫的事了。

创说各家　韦编三绝

任老为创建和完善中医各家学说作出了卓越的贡献，这是世所公认的。我这儿有1979年署名北京中医学院编写的《中医各家学说》，由上海科学技术出版社出版，书签标明这是第三次印刷，初版于1964年8月，印数达9.5万册。还有比这更早的是1961年由人民卫生出版社出版的中医学院试用教材，实际上由任老编写的《中医各家学说及医案选讲义（宋元明清）》，起初在北京中医学院本科生中研读，发行以后受到各中医院校普遍重视。当时南通市中医院正办第二届中医继承班，有部分同学从新华书店购买自学。

任老对中医各家学说潜心研究20余年，为使教材更臻完善，真所谓"韦编三绝"，精诚所至。任老说："《中医各家学说》这门课程，在原中医学教育计划中是没有的，从'文革'前六年制的学生开始讲授，'文革'时停了，直到'文革'中期（1972年）招生以来，仍没有开过这门课。现在（1979年）又恢复了，今后五年制的学生都要恢复这门课程。"学子们无不为任老筚路蓝缕的治学精神和广博的学识而惊叹。任老充分发掘并整理中医学宝库，深化并归纳先贤经验和理论，促进并倡导继承和发挥，因此《中医各家学说》

开一代风气之先，使中医药学五彩缤纷，科学地将辩证唯物主义与历史唯物主义紧密结合，使后学充分认识和理解实践出真知，经验可以升华为理论。

任老在"医学流派的形成与发展"这一问题的发掘上很有见地，他归纳和提出7个主要学派：医经学派、经方学派、河间学派、易水学派、伤寒学派、温热学派和汇通学派。谈到汉以前的学派是怎样开始的。任老引《礼记·曲礼》上的一句话："医不三世，不服其药。""三世"是个什么概念？任老运用他国学深厚的根底，采纳并还原了古人的说法："三世"指的是"神农""黄帝""素女"。根据现代历史学家的观点，"神农""黄帝"是新石器时期的代表人物。"神农"创说"本草"，这是一世；"黄帝"发现了"针灸"，这是一世；"素女"发明"脉诀"，这是一世。这就是"三世"："本草"之有神农，"针灸"之有黄帝，"脉诀"之有素女。《曲礼》上说，作为一个医生，起码要把神农的"本草"，黄帝的"针灸"，素女的"脉诀"这3种医学技能学到手，如果医不"三世"，这种大夫的药不能吃。任老的这一段解说，"医不三世"实指中医理论、学术、实践的相当优秀的继承关系，如神农本草、黄帝针灸、素女脉诀，缺一不可。"世"也是中医之道，可理解为"非德不及世"，从而做到"必世而后仁"。能够有缘认真学习和领会任老《中医各家学说》将受益匪浅。

病机分析　诣为"绳墨"

1962年夏，任老在课务医务两忙之中，接受对《素问》"病机十九条"临证分析报告。他继暑灯下反复思索揣摩，除深研经文，还涉猎各家注解，特别注重学子们的要求："不仅对条文应有较深的理解，并须充分结合临证来分析，就是要把'十九条'辨证的精神完全贯穿到临证中去。这样对帮助同学们如何运用基础理论于临证，才能起到一定的作用。"为了学子从"病机十九条"原本纯理论的东西，转化成理论结合实际，能于临证时起到一定的"绳墨"作用。经过一个多月的黾勉从事，写成了近10万字的《病机临证分析》。这种为了后学能获得真知，发奋忘我的治学精神令人敬佩。

任老编撰《病机临证分析》时究竟采用了什么样的研究和分析方法，又如何结合临证使后学得到教益的呢？任老认为，"病机十九条"出于《素问·至真要大论》。由于7篇《大论》补自李唐王太仆，内容主要是谈"运气"（按：任老曾作《运气学说》，初名《五运六气》，于"文革"中受到批判。打倒"四人帮"以后，重加修订补充，认为"强调中医学的运气学说是结合医学探讨气象运动规律的一门科学"。由于任老国学基础深厚，读清季海安名医陆儋辰《运气辨》，其言"五运为客气之所司而言"，于是"一破旧例，而独取陆说以阐明之"。说明任老研读古籍并参当代或近代著述，择善而从，不盲目崇拜名家)，反对"运气"的人，常以浅陋视之，唯于"十九条"则都珍视而不怠。

任老指出在研读《素问》"病机十九条"中产生的偏见后，详解以该项研究最有代表性的王太仆（即王冰）、刘河间（即刘完素）、张介宾（即张景岳）三家。他说："王太仆发挥'十九条'求责有无虚实之大旨，固卓越不群，而于各条病证则未作具体的分析。刘河间以'五运六气'概括'十九条'，并以'六气皆从火化'立说，反复'兼化鬼贼'之义，于理固然深化一层，究不免失之片面。张介宾已能领悟王太仆之全，亦觉察到刘河间之偏，并列举《大论》诸篇'淫胜''反胜''客胜''主胜'各种变化的有关病证，互为印证各条之虚、实、盛、衰所在，但未结合临证，不能为中人说法。浅薄如我，何敢与诸公相比拟，但我既知其各具不同特点，把它吸收过来，充分贯注到我临证分析的内容中去，则王、刘、张诸公于我，实有很大的启发作用了。这一从纯理论的原条文，一变而为理论结合实际的辨证录的方法，是我学习中的尝试。"这一席言论，彰显任老的治学态度和研究中医学理论并与之结合实际的方法。众所周知，当我们在学习中遇到难题，只要有攻克难题的决心和毅力，还具有正确的学习和解题的思路与方法，难题终会迎刃而解。任老不愧为一代宗师，确是夜航船的指路明灯。

任老在《病机临证分析》中就"临证分析"分形体诸病17项，脏气诸病6项，二阴诸病4项和神志诸病3项，对这30项的发病机制、发病原因和辨证论治详加叙述，条分缕析，化裁精当，如"泄泻"临床辨证，辨形分飧泄、溏泄、鹜泄、濡泄、滑泄；辨脏腑分脾泄、肾泄、肝泄、胃泄、大肠泄、小肠泄；辨淫气分痰泄、食泄、湿泄、暑泄等，附方有20种之多。表解中列症状、病机、治法、处方等子目。处方以历代医家著名代表方剂、详述药物组成及方解，如此量化细化，质诸中医古典医籍，融理论与临床实践为一体，大有裨益者也。

精研《内经》　高屋建瓴

任兄说："要学好中医学，首先要学好文学。"这是基础，是入门的钥匙。曩年为中医高等教育发生一起著名的公案——五老上书，是他秉笔直书，其中强调："中医学院学生必须突破文字关、文学关，对中医学的继承、发展具有特殊意义与深远影响"。前人早就说过："秀才学医，笼中捉鸡""秀才学大夫，好似切豆腐"，这比喻是多么生动、贴切。现在就更感到学好文学是十分重要的事了。中医药大学的学生应该将医古文作为重点课程学好，而不是重点抓外语。值得欣慰的是中医教育有关领导已注意及此，采取改革措施，希望抓紧抓实，取得成效。

作为当代中医理论家、教育家的任应秋教授，他有较为丰富的临床经验，掌控并运用辨证论治或理法方药，但他的旨趣更多地集中在基础理论方面。这是他比当代临床名家高人一等的重要方面。

任老以《论语》所云："夫子之墙数仞，不得其门而入，不见宗庙之美、百官之富。"将这段话引为探求中医经典必须找到相应的门径。为此，他主张：

一是从目录学入门。如前面提到任老早年接受张之洞《𫐓轩语》，近代著名古文献学家、目录学家、史学家余嘉锡有云："治学之士，无不先窥目录以为津逮，较其他学术，尤为重要。"所谓善治学者常说的一句话，叫做"辨章学术，考镜源流"也。

二是从篇章句读下手。任老说："我治医经学的方法亦如读'十三经'那样，先从篇章句读下手。"举《素问·生气通天论》，其阅读映入眼帘的概念是"阐述机体中的阴阳二气是与自然界的阴阳二气息息相通的，并赖以维持其生命的健康存在"。然后将全篇分为3章，每章又各有几段小节，逐字逐句逐段剖析，触类旁通，加强理解。任老谦逊但实事求是地说："这一工作，我是搞了相当长的一段时间，从此以后，我对《灵枢》《素问》才有一个比较具体的概念。"

三是校勘。任老体会良深，他说："它必须要具备文字学、音韵学、训诂学等小学的基本功，然后博览群籍，才谈得上校勘。"任老确实做到了"博览群籍"，但他还是谦虚地说："我对此仅具备一点常识而已，但要想认真研究灵素，又非通过这一手段不可。"

四是提炼思维体系。由于任老早年受廖季平等经文经学家的影响，在上述3种方法后又总结出"提炼"这一种方法。我认为，这对于任何一位有志于中医学的读者来说至关重要。任老对此留下这么一句话："我之所以要对《内经》下这些功夫，主要是想从中找出它的理论体系以及它的指导思想来。"这话貌似寻常，却放射出一位勤勉笃学贤者智慧的光芒。

任老在启导后学的4点门径的基础上，根据自己50多年的治学经验，总结出"八字真言"，即精读、勤写、深思、善记。这也是学习和研读中医典籍的4个基本环节。为了使中医基础理论最为重要的一门课程《内经》引起足够重视，任老提出，《内经》在中医学中有着"垂统于上，而连属于下"的重要地位，"学习《内经》，是学习中医学过程中最不可缺少的一个重要步骤"。

任老在《内经》研究方面作出卓越的贡献。他的"四步骤"是第一倡研《内经》文学；第二精研《内经》之理；第三总结前贤研究《内经》之法；第四活用《内经》理论于临床。所谓中医药学之"登堂入室"，决不可等闲视之。经任老运用前面提到的目录学，从篇章句读入门，以及校勘和提炼四种方法，方知《内经》引用的古代文献有《五色》《脉变》《揆度》《奇恒》《九针》《针经》《热论》《上经》《下经》《阴阳》《从容》《脉经》《脉法》《脉要》《形法》《本病》《阴阳十二官相使》《金匮》《太始天元册文》《大要》《刺法》等21种之多。任老认为这些古代文献都是《黄帝内经》成书的基础，也可以说是《素问》成书的基础。此考据的思维，"非深明于道术精微、群言得失之故者，不足与此"（章学诚《校雠通义·序》）。任老经过缜密的疏理和归纳，又将前贤研究《内经》分为校勘类、注解类、类分研究类和专题发挥类，这样科学地细致分类使后学对历代诸家可以择善而从，有助专业拓展，应用和研究更为方便许多，真心实意地将"前贤的学术成果"化为"天下之公器"，这种高屋建瓴的学术风范，足可以使后学铭记心中为丰碑的。

　　任老一生，埋头治学，低调做人，踏实工作，是对中医事业奉献的一生，其学术成就，光辉照人，启迪后学，永远值得我们学习和景仰。任老虽已驾鹤西去，但其崇高品德、严谨学风、精湛医术将长留人间，泽被后世。值兹任老百岁诞辰之际，我们应该以任老为榜样、为楷模，振奋精神，为继承和弘扬中医药事业作出更多贡献，以实际行动来纪念任应秋教授！

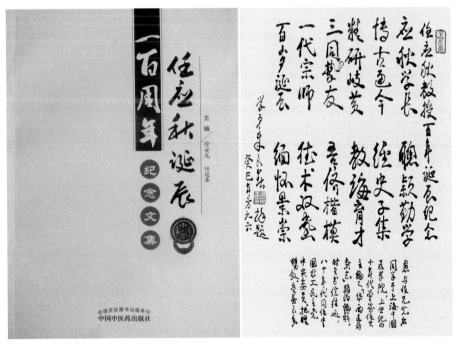

《任应秋诞辰一百周年纪念文集》　　朱老为纪念任应秋诞辰100周年题词

　　曾记得任老在1982年12月为北京中医药大学七七级毕业生题词。诗曰：

不作人师作人梯，愿将肩臂当阶墀。

青年攀上高峰去，我效春蚕吐尽丝。

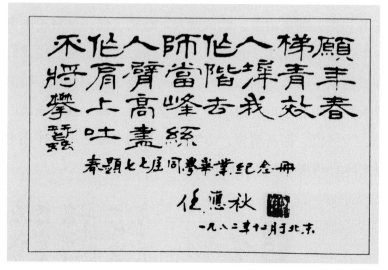

任老诗作手书

今选取其中两句作为拙文标题，以志深切缅怀。安息吧！尊敬的学长任应秋教授！

〔修订于2015年6月29日〕

深切缅怀为革命和中医事业奋斗终生的
吕炳奎司长

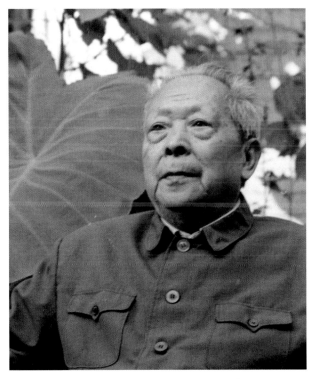

吕炳奎司长（1914—2003）

　　敬爱的吕炳奎司长离开我们已有10多年了。每当忆起，他早年参加革命和捍卫中医药事业的诸多业绩总是浮现眼前，深深地为他的崇高精神所打动。

　　我与吕老相知是在1954年，记得那时他担任江苏省统战部副部长、江苏省卫生厅厅长兼党组书记。由于他很重视中医工作，所以我们在基层工作的中医同仁都比较熟悉他。1955年先师章次公先生调卫生部任中医顾问，第二年吕老调任卫生部中医司司长，加上他与章师同住德内大街68号卫生部宿舍，我去北京开会，先去拜谒章师，然后再去吕老家拜候请益，就有了更多的接触和了解。承蒙吕老厚爱，每次都热情接待，谆谆教诲，使我获益良多，终身难忘。

吕老生于1914年1月，其祖原姓姜，但家境贫寒，父亲入赘于江苏嘉定县（今属上海市）杨甸乡鸡鸣塘姓吕的富农家庭。吕家无子，其女生孙，取名炳奎。吕老幼年体弱多病，幸遇走方郎中救治，于是有志于学医。15岁时中学肄业，祖父即托人拜嘉定名医汪志仁为师，习岐黄之术，诵读医典，并随诊抄方，19岁即挂牌行医，在外冈镇、杨甸（如今杨甸属外冈区）一带颇有医名。他不计报酬，热心为当地村民服务，对时令疫病精心诊治，如一女患者高热昏迷，一剂退热，二剂基本趋愈。他还经常慷慨解囊，接济穷苦患者，所以深受当地村民欢迎。

"八一三"日寇侵沪，江南沦陷，为避战祸举家逃难到常熟，但是父亲被抓壮丁死在外地。国恨家仇，奋而变卖部分家产，先是购买枪支自卫，搞七村联防，继而组成外冈游击队，大家一致推举他担任队长，首战就驱走流窜的土匪，此后，火烧日军飞机、伏击日军汽艇、协助叶飞（时任新四军第三支队第六团团长）部队歼灭邓敬烈顽军，以及于奉贤八字桥痛击日军，以致百姓直呼"吕炳奎部队"。这些战例在上海地区产生巨大影响，如今上海淞沪抗日战争纪念馆有专栏介绍。1962年有当年文书贺凯同志撰写的回忆录《外冈游击队》，介绍得更加详细。

后来，吕老率部与新四军东进部队叶飞、何克希同志会合，经整编任江南抗日义勇军三路三支队支队长。1940年，时任司令员兼政委的谭震林同志，在"皖南事变"后对他委以重任，即奉命率部队赴浙东开辟抗日根据地，成立了浙东区党委和浙东纵队司令部任司令，以后又任浙东三东地区工委书记，兼海防大队政委。新四军采购的大批物资，还有从江南经上海去延安的干部，大多是这支部队运输和护送的（1962年的优秀电影《51号兵站》"小老大"梁洪的原型，即出自吕老）。海防大队在吴淞口的海战中，大船舱内载有100多人，大部分是干部、机要人员，还有携带的电台和物资。吕炳奎政委率一个武装排，只有他一人站在船上指挥，激战中将敌炮艇的指挥和敌军全部歼灭，我船人员全部无恙，而吕老却右腿重伤，以致留下一瘸一拐的终生残疾。海防大队后来扩展为海防纵队，是我军最早的海上武装力量。解放战争期间，海防纵队缴获国民党坦克登陆艇一艘，成为我军历史上第一艘现代化舰艇。

1949年新中国成立后，吕老任江苏省政协秘书长兼统战部副部长，与江苏各民主党派、工商联等有广泛接触，对中医事业尤为关注。1954年春节，中共江苏省委在招待会上传达了党中央、毛主席非常重视中医药和中医政策问题，并提到谭震林同志推荐吕炳奎时说他"懂中医，是个名医，应该要他出来管中医"。当即决定吕老负责筹办中医学校和中医院。当年下半年，吕老被调任江苏省卫生厅厅长兼党组书记，创办了江苏省第一所中医医院和我国第一所中医师资进修学校，兼任校长。由于江苏开了个头，各地相继提出办学办院的要求。周总理在1955年12月12日题词："发扬祖国医药遗产，为社会主义建设服务。"1956年6月，卫生部筹备创办北京、上海、广州、成都4所中医学院，9月即招收首届学生开学，并确定学制六年。说来也巧，4所中医学院开学，吕老即调到中央卫生部任中医司司长、党组成员。上任不久，即到北京中医学院调查研究，觉得北京师资缺乏，在新生已入学的情况下，他赶紧回到南京，征召师资。南通市王绵之是1955年考入中医师资学校，擅长中医方剂学教研，后于1957年8月被卫生部调入北京中医学院，任方剂教研室主任。我市程士德是1956年考入南京中医师资进修班，一年后也被聘为北京中医学院内经教研组负责人。据我所知还有青浦的董建华、阜宁的许润三、靖江的印会河、无锡的杨甲三、滨海的王子渝等先后被征召入北京中医学院担任教学工作。

　　吕老不愧是中医事业的开拓者之一。1958年，他积极创办西医学习中医班，以为中西医结合研究必须要有自己的基地，才能跟得上大跃进形势发展的要求。他不仅在全国搞了6个基地，同时还主持起草了《西医离职学习中医班的总结报告》，这是代表卫生部党组拟的一份给党中央的报告。7月份，中医学院首届西医学习中医研究班毕业，25名学员分别获得卫生部颁发的证书和奖状。10月11日，毛泽东主席在看了卫生部党组《关于组织西医离职学习中医班总结给中央的报告》后批示："中国医药学是一个伟大的宝库，应当努力发掘，加以提高。"这句话作为著名论断，是中医药事业的指路明灯，而吕老在其中倾注的心血厥功甚伟。

　　毛主席批示以后，在卫生部党组的领导下，吕老亲自主持筹办全国中医中药工作会议，同年11月17日在保定开幕，次日中共中央发布卫生部党组《关于组织西医离职学习中医班总结报告》的批示，并组织与会代表学习。11月28日《人民日报》发表题为《大力开展西医学习中医运动》的社论。自此，全国范围内西医离职学习中医形成一股热潮。南通市是较早落实卫生部号召的，1956年，先是

4月1日中医院成立，后当年10月11日西医学习中医班开学，第一批有20多位西医学习中医，我担任中医基础理论的讲授。西医钱桐荪、姚伟然等主任医师是较为杰出的代表，他们在临床时，配合中药，救治了不少疑难病例，获得好评。以后又连续办了好多批，出现了许多中西医结合的好医生。这一年南通市中医院又开办了第一期中医继承班，我内心真感到中医药复兴有望，路漫漫在自己脚下。

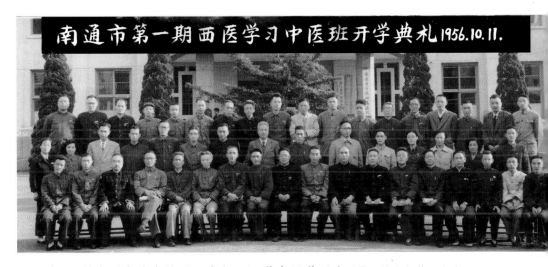

1956年10月南通市响应号召，办起西医学中医学习班（第一排右起第五人为朱良春）

为了进一步把中医药事业搞上去，根据毛主席的指示精神，《人民日报》于1959年又发表《认真贯彻党的中医政策》的社论。吕老主持中医司正确把握了党的中医政策，针对中医院校缺乏教材这一薄弱环节，发动并组织统编中医教材。当年7月在南京召开专题座谈会，讨论编写全国中医学院统一教材等问题，其后一直关注教材编写的进展事宜，终于在1963年中医学院全部教材完成了第一次修订工作。这是有史以来作为政府颁订的全国性中医高校教材，具有里程碑的意义。同时要确保中医药事业的发展，人才是至关重要的大事，而提高教学质量更是重中之重。就在1962年底，4所院校均有学生毕业。北京中医学院的秦伯未、于道济、陈慎吾、任应秋、李重人5位老教师于1962年7月16日联名上书卫生部（后称为"五老上书"），提出《对修订中医学院教学计划的几点意见》，分项小标题是："一、过去的一点经验；二、培养目标问题；三、中医课程内容安排问题；四、大力提倡（包括背诵的）读书风气，练好基本功；五、怎样攻破文字关"，共5点意见。卫生部很重视这一意见，9月召开了中医学院教学工作座谈会，到年底又颁发了有关文件，执行1962年修订的六年制中医专业教学计划。那时还没有谁提及教学改革，只是"修订""提倡""给大家参考"，都属于循规蹈矩，有条不紊地开展工作。据说，1963年修订了统编中医教材以后，吕老曾4次上书中央，对中医工作提出了较为全面的建议。

1966年开始的"十年动乱"，打破了原有的工作秩序，"五老上书"被诬为大毒草，受到所谓批判，吕炳奎司长及5位老教师成为牛鬼蛇神，本来已经在战争中伤残致跛的吕老，被革命造反派打断了两根肋骨，被关进牛棚。我院（南通市中医院）的第二批继承班的同学曾在1966年冬去北京卫生部上访，有5位同学到中医司，在办公室受吕老接见。吕老询问情况，平易近人，当得知同学们是从南通过来的，叫他们转达对我的问候，还解释了国家当时的调整政策，部分中专停办改行是整个国家的事，并非卫生部更不是中医司力所能及的，劝大家回去"抓革命，促生产"，同学们看到中医司办公室狭小，也就几张办公桌，很简陋，想要什么"造反""质问"反倒说不出口，加上吕老江南话口音，感到亲切，老人家又和朱院长稔熟，如他乡遇故知一般攀谈了近一个小时。后来，同学们回到南通欲带吕老的口信给我，医院里铺天盖地的大字报，我也在遭批斗。这个口信，经历了40多年，前几年有同学才说出来当年上访中医司的细节。

"文革"结束后，吕老重新回到中医司，恢复原职。人们将1949年前对敌斗争的"中医司令"，重新添加到他的头衔上，可见人们对他的拥戴。1977年，他对中医事业后继乏人的问题充分关注，经提议，卫生部组织力量做了广泛深入调查，1978年8月拟发了文件，以卫生部党组的名义上报中央。9月24日，中共中央批转卫生部党组《关于认真贯彻党的中医政策，解决中医队伍后继乏人问题的报告》，这个文件即中医界盛传的中央"56"号文件，因为这是中医事业的一大幸事，好比人的机体得到康复一样，无不欢欣鼓舞。10月份，卫生部将中医司提升为中医局，吕老任局长。与此同时，吕老紧锣密鼓着手筹划中医学术交流等事项。此事源于1978年6月，卫生部为贯彻全国科学大会精神，召开了全国医药卫生科学大会，我也是代表之一，前去参加了这次盛会，见到了吕老。时任卫生部副部长崔月犁及中医司司长吕炳奎决定发起成立一个全国性的中医药学术团体，旋即向中国科协和卫生部递交了《关于成立中医学会的报告》，报告很快得到批复，也很快成立了中医学会筹备委员会，吕老任主任委员，还有其他18名中医知名人士分别担任副主任委员和委员。经过紧张的筹备工作，1979年5月18日，全国中医学会第一次全国会员代表大会暨首届全国中医学术会议在北京西苑饭店隆重举行，会期一直到5月24日下午，吕炳奎众望所归，荣任第一届副会长兼秘书长。

1978年12月，党的十一届三中全会召开以后，身为中医学术各种学科的领导机构的负责人，吕老认为中医、西医、西学中医这三支力量应当长期共存，大力发展。1980年3月，卫生部在北京召开全国中医和中西医结合工作会议，提出要团结依靠中医、西医和中西医3支力量，发展我国的医药卫生事业。他还认为中西医结合是比较薄弱的环节，当年在广州召开的中医自然辩证法讲习会上，提议成立中西医结合研究会，还要筹办中西医结合杂志，此项建议得到与会代表的赞同，1981年11月，"中国中西医结合研究会"正式成立，后于1990年改为"中国中西医结合学会"。杂志《中西医结合》也相继出刊，现已发行至全国及世界50多个国家和地区。

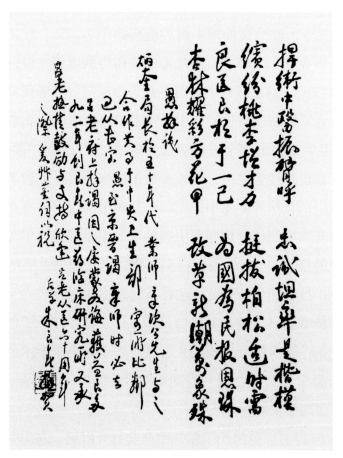

1993年欣逢吕炳奎司长从医60周年之际，我谨书诗一首贺之，以表敬意

吕老谦逊、热心，1992年我的门人和子女为继承整理老中医的学术经验，倡议创立中医药临床研究所，为此，我写信向吕老汇报，并恳请他担任名誉董事长，他很快回信："您有远见，自己独立创建中医药研究所，看来中医的前途，只有靠自力更生振兴起来。您是走在前面了，祝您成功，我一定支持您！"这是多么热情的表态啊！他给了我们极大的鼓舞和促进，成为研究所逐步发展的巨大动力。随后他又挥毫题词："发挥朱氏学术渊源之基础，为造就一代名医以显示中医药学的治病优势，屹力于世界。"更进一步为我们指明方向和奋斗目标。20多年来，可以告慰吕老在天之灵的是，我们不仅在研究所有进取，而且有了自己的民营医院。我们能够有所成就，是与吕老的鼓励分不开的。

1997年是我从医60周年，南通市党政部门及同仁拟集会祝贺。为酬答领导及友朋之盛情，乃集历年来所写的文稿，汇编成《医学微言》结集，由人民卫生出版社印行，以作医龄60周年之纪念。

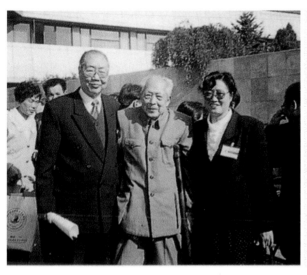

朱良春及四女朱婉华与原国家卫生部中医司吕炳奎司长（中）合影

吕老为朱良春教授从医60周年庆祝会题词

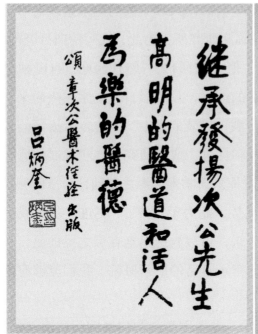

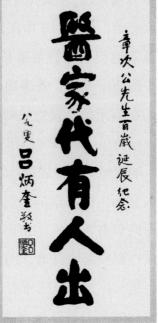

吕老贺朱良春主编的《章次公医术
经验集》出版题词

吕老为次公先生百岁
诞辰纪念题词

承蒙吕老题词："勤求古训，博采众方，实践出真知，为后学者楷模"，给予鼓励。

1999年是先师章次公先生逝世40周年，先生之子女和门人拟集会纪念，为了弘扬章师之学术思想和临床经验，遂搜集先师有关著述与医案，编成《章次公医术经验集》以广其传。吕老又一次受我之请，赐予题词："继承发扬次公先生高明的医道和活人为乐的医德"，这是对章师医术医德的肯定和评价，也为吾侪后学树立榜样。

以上3份题词，充分说明吕老对后生的爱护、鼓励，对振兴中医事业的热诚与执着，也是对老一辈医德医术的高度评价，吕老的崇高品德和为中医事业奋斗终生的伟大精神，永远值得我们学习和缅怀。

〔写于2015年4月21日〕

济世救人慰白头 慎终追远未曾休

——俞慎初教授百年祭

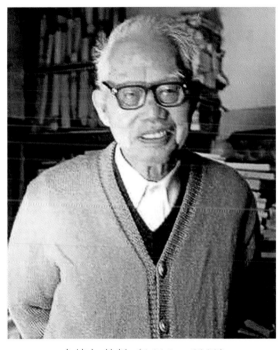

俞慎初教授（1915—2002）

俞慎初道兄离开我们已经10多年了。记得2003年2月初，在他逝世一周年之际，我写过一篇短文，以志悼念挚友之情。那时，我诸事繁杂，文章只是作了我俩相处诸事的一些概述，题目是《哲人其萎，风范长存》。时光荏苒，倏忽之间，慎初兄今年11月23日已是百岁冥寿。他的音容笑貌，他的学术造诣，他的勤奋刻苦，时时萦绕在我的脑际，他确实是我难以忘怀，值得抒写为之纪念的一位道兄。

　　我与俞兄初识于1938年，那时他受聘于上海时逸人所办的中华国医专科学校，他兼课，我俩有些接触。到40年代中后期，我与他都是杨医亚（1914—2002）、任应秋（1914—1984）所主编杂志的特约编委，与之经常通信交往。尤以20世纪80年代有多次学术会议能够聚晤畅谈。如陕西省纪念孙思邈的学术会议，厦门宾馆的审稿会议等。特别是1978年农工民主党恢复活动，有多次参加农工党中央会议的欢叙。俞兄与我称为"三同"挚友：同行、同党、同好（对虫类药彼此均有专著先后问世），一时传为美谈。

　　慎初教授原名谨，号静修，乃著名中医药学家、医史学家、教育家，全国首批中医药专家学术经验继承工作指导老师，终身教授。农历乙卯年十月十七日（1915年11月23日）生于福建省福清县城关镇的中医世家。尊翁介庵（1877—1959），字士耿，为福建名医，擅内、妇科，1933年曾发起并创办《现代医药月刊》，自任董事长。1949年后，曾参加血吸虫病的防治工作。有《怀箴堂医案》等遗稿。

　　慎初兄幼承庭训，5岁入塾，8岁入县立第一小学，因天资聪慧，成绩优异，且少年时即熟读经史词赋、诸子百家。未读完中学，14岁即毅然决意随父学医，研习中医典籍。为求深造，1931年初入上海中医专门学校，师从秦伯未、陆渊雷等名医，得系统的中医理论学习和名家传授。由于他的勤奋刻苦，好学上进，两年后即在福清城关镇坐堂行医，同时还主编《现代医药月刊》。此后，曾被多家医药学刊特聘为特约编辑或特约撰稿，如上海的《中医科学》、北京的《国医砥柱月刊》、南京的《国医公报》、杭州的《医学卫生月刊》、福州的《医铎》等。直至1937年8月，抗战全面爆发，各杂志纷纷停刊。

　　1938年2月，慎初兄应聘赴上海，于时逸人先生主办的中华国医专科学校任课，不久，我与他在学校相识，印象中乃是一派笃行慎思的学者风度。后来才知道，他兼课之余入上海正文文学院（1940年更名为诚明文学院），慕时任院长、经学大师蒋维乔之名，攻读国学和文史，并于1941年6月获诚明文学院文学士学位。这种医、文、史兼修，为他严谨治医，弘扬国粹，奠定了坚实的基础。毕业后不久，即被施今墨、张伯熙、时逸人、张赞臣等共同发起创办的上海复兴中医专科学校聘为教务主任，同时兼该校主办的《复兴中医》杂志编辑。该校不乏众多的现代著名中医药学家，从医史角度看令人瞩目。

慎初教授一生著述宏富，专著20余部，论文160多篇。他所著《中国医学简史》，成书于1983年12月，乃积聚数十年研习的成果，其名曰"简"，实为"删繁就简"的缩略语。该书有510页，单就目录，按编年例，分五大篇，章节条分缕析，300余条，举凡对"医"有影响的历史包括政治、军事、教育、文化、民族、民生等，无一不与医学的发展、变化、进步息息相关。此书对后辈研究医史，从纵横切面全过程的理解和认识，无一不产生对医史认知的新鲜感、亲切感，这正是这本书的价值所在。这对于极少数所谓医史研究者，动辄下车伊始，仅有一点心得便急不可耐地问世发表，堪称一面镜子。所以，有人对此书的评价有"搜罗繁富，博大精湛"，号称"规模最大的医学通史专著"，此评颇中肯綮。

慎初道兄一生身兼二任，从医、执教两不误。从医，活人无数；执教（于福建中医学院），桃李遍天下。他反复阅读中医经典，深究内难义理，尤其对历代名家治学的相关内容做了许多比较分析，以透彻明晰，经过较长时间考量，终于厚积薄发，于20世纪50年代，在《浙江中医杂志》连续发表了《<黄帝内经>的考证及其价值》和《历代治<内经>各家及著作》。《黄帝内经》一书，作为一名中医，不言而喻，当奉为圭臬，问题不仅仅在于熟读，还在于理论指导和运用

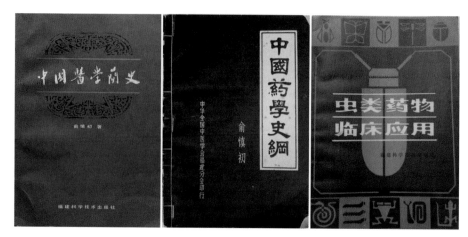

俞慎初部分著作

的双重价值，这方面慎初兄论述相当精到。再说，最先对《内经》诠
释注解的杨上善、王冰，而后又有刘完素、马莳、张景岳、汪昂、张
志聪、沈又彭，甚至日本汉方医家丹波元简（率元胤、元坚二子）等
都有内难二经研究的学术建树，俞兄为之一一述评，像这样能精研
细读者又有几人？继之，慎初兄又于1986年在《中华医史杂志》上
发表了《近五十年来对＜内经＞理论的论争》，他在做了大量的书籍
卷面调查后，十分赞同杨则民（1895—1948，字潜庵，浙江诸暨人）
《＜内经＞之哲学的检讨》一文的观点。杨则民先生早年接受《共产党
宣言》《唯物史观浅释》等革命书籍熏陶，并加以宣传，1933年在浙
江中医专门学校任教时向有关刊物投寄发表以后，被全国14家刊物
转载，被视为中医学人以辩证唯物主义观点研究的第一人。其实，则
民先生的观点与他长期致力于《内经》研究和早年接受哲学中辩证
唯物主义思想不谋而合。慎初兄还得益于恽铁樵先生的学术思想。恽
氏认为从《易经》《内经》天人相应朴素的唯物观点和思想方法，摒
弃无谓的理论纷争，呼吁"维护《内经》理论体系的完整性和科学
性"，而《内经》有关指导临床的论证论据决不可废除。据称，《近

五十年来对＜内经＞理论的论争》发表后，由于其论述的缜密性和可靠性，中医界人士基本达成共识。

俞慎初教授除从书本上获得真知，还注重医史文化的实地调查，也是他一贯的行止和风格。他除较为熟悉的京、沪、闽、浙、苏之外，每有全国性或地方邀请的学术会议，诸如江西、云南、贵州、陕西、湖南、山东、安徽等，他都会利用会议之余做专项调查、考证和走访。例如到长沙必到马王堆，赴甘肃踏勘莫高窟，赴陕西拜谒药王山，为获真知不辞辛劳。20世纪80年代，他在花甲之年发表的《王叔和的里籍、官职及著作的探讨》和《先秦记载药物的帛书——＜五十二病方＞考证》都经实地考证，结合书本，即所谓王国维的"二重证据法"之所得，论文质量非同一般。至于福建的乡土，明代先贤熊宗立的学术和医疗成就，经过充分论证，得出"明代普及医学的先驱"的结论，并对其学术思想及著述做了全面细致的考评和论述。所谓"学术为天下公器"，唯缜密而严谨者决无苟且之作。

慎初兄精研岐黄，博采众方，擅取精华，临证化裁，对症施治，得心应手。仲景之《伤寒》《金匮》，他视为内科杂病之祖。应用小青龙汤方合三子养亲汤，去易豁痰导滞之莱菔子治外感风寒、内停痰饮的支气管哮喘、慢性支气管炎、老年性肺气肿等病症；又如用茵陈蒿汤随症加减治疗肝胆疾病，加车前草、玉米须、白毛藤治急性黄疸型肝炎；去大黄，加紫丹参、牡蛎、鳖甲等治肝硬化合并黄疸，有软坚化积的效果；加金钱草、海金沙、鸡内金、郁金、柴胡等治胆囊炎、胆石症。《金匮》方中取瓜蒌薤白半夏汤加丹参、桃仁、红花、川芎、赤芍治冠心病胸闷、心绞痛；黄芪建中汤用于慢性胃、十二指肠溃疡等上消化道疾病引起的体虚、倦怠、形寒等症。

慎初兄尤对温病学说诸家熟谙于胸，每当临证，择善取用。他对叶天士多从《临证指南医案》和《温热论》撷取其精，对"温邪上受，首先犯肺，逆传心包"，取法"清淡轻灵"情有独钟。虽稔熟吴鞠通之《温病条辨》银翘散、桑菊饮等剂，又参俞根初《通俗伤寒论》之蒿芩清胆汤诸方，还有雷少逸之《时病论》的治暑诸法，等等，无一不融会贯通，取法乎上，运用之妙，了然于胸。所以，俞慎初教授对内伤外感各种病证、病状的处方用药，其脑际都各有诸医家的效方，随机取用，其得心应手，何止十年之功！

经过长期精研典籍，俞慎初教授熟谙百家，深探方药，博极医源，融会贯通。虽如此，临床上总有疑难杂症，甚则也见久病难愈的患者。俞慎初教授总能恰到好处地掌握病因、病理、病机，详加分析辨证，总结了"杂病从肝、怪病从痰、久病从瘀"的治疗法则。

1. 杂病从肝治

是谓肝为刚脏，有调节脏腑的功能。肝脏失养，功能失调而致杂病丛生，如气滞、血瘀、痰饮、积聚、火郁、食滞等亟须肝的疏泄和调节。慎初道兄自拟经验方理气五皮饮，方用带皮苓、桑白皮、地骨皮、陈皮、大腹皮、柴胡、白芍、枳壳。加减法：水肿甚者，加地胆草、赤小豆、车前子；倦怠乏力、脾气虚弱者，加黄芪、太子参、白术等。

2. 怪病从痰治

是谓"痰生百病""怪病多痰"。慎初兄以温胆汤为基本方治疗精神情志方面的疾病。如治痫证，常用涤痰汤加琥珀、远志、茯神等药物，并配服白金丸（明矾、郁金）。治惊恐症，遵古人云："心虚则惊，肝虚则恐""惊者……痰因火动"之意，从痰湿和心肝两脏辨证论治，常用药物有水牛角、石决明、地黄、白芍、牡丹皮、代赭石、阴地蕨、陈皮、半夏、茯苓、胆南星、天竺黄等。如治顽固性失眠，也多从治痰入手，选用十味温胆汤合甘麦大枣汤，亦获良效。

3. 久病从瘀治

慎初兄治胃脘经年疼痛，认为瘀血阻滞胃络，在健脾理气的同时配合活血祛瘀，方用香砂六君丸合张锡纯活络效灵丹加减。胸痹一证，缘于气血功能紊乱，气滞则血瘀，从活血化瘀，通络止痛法治，常用血府逐瘀汤或活络效灵丹合瓜蒌薤白半夏汤加减，并注意病证的虚实，对证施治。此外，还善用补阳还五汤治疗气虚血瘀的中风后遗症等。

慎初兄之医德颇有口碑，他崇尚东汉建安三神医（华佗、张仲景、董奉），尤对福建侯官董奉敬重有加，曾用《杏林传佳话，医德垂千秋》为题（按："杏林春暖"的典故即此）著文，所以他的一生践行医德并在教学的同时传授给他的学生们。他认为"教不严"乃"师之惰"，还有"学，然后知不足；教，然后知困顿"。引南宋理学家、先远祖朱熹公所说："为学之道，莫先于穷理；穷理之要，必在于读书。"他用反诘的语气这样说："不读书之人，又怎能提出问题呢？而教师要为学生答疑解惑，就必须刻苦钻研学问之道，这就叫'教学相长'。"他既从医又任教，严于律己，以德为先。他常对学生说这样的一句话："德之不存，艺于何有"，这8个字出自清学者袁枚的《徐灵胎先生传》。袁与徐为诗友，从医为文，都讲一个"德"字。慎初兄为人师表及从医之济世活人皆可以"德高望重"述之。

慎初教授著述等身，与此同时，他一生中所获的荣誉亦数不胜数。仅1984年后几年间，被评为"福州市劳动模范""福建省'五一'劳动奖章获得者""福建省名老中医""福建省优秀人民教师"等光荣称号，又被评选为全国四化经验交流表彰大会代表，福建省高教厅曾给予从医执教50周年奖状，1989年9月又被评为全国优秀教师。同年他的名字载入英国剑桥传记中心的《世界名人录》；同年他的《中国药学史纲》获国家教委颁发的科技成果三等奖。1991年美国国际传纪学院协会将其列入《国际名人录》；同年，他的新著《中国医学简史》获全国首届优秀医史文献图书银奖。

他声名鹊起，在他80诞辰暨从医60周年之际，我曾作五律两首贺之：

上下五千年，纵横八万里；

经纶医史诗，出入百家言。

耄耋志不懈，春风沐人才；

著述传万世，功绩青史载。

俞兄也自撰《从医执教六十周年有感》七律一首，诗曰：

老翁八秩复何求，济世救人慰白头。

继往开来吾辈责，慎终追远未曾休。

是的，他的济世救人，他对著书立说的"慎终追远"一直到生命的尽头。据说他身患多种疾病，最后因为一生相濡以沫的郑明荣夫人不幸先他而去，这对他是一个如雷轰顶的打击，5个月后因阻塞性黄疸并发中毒性休克，术后因合并肺炎医治无效，于2002年2月8日去世。他与夫人的骨灰同时被安放于福建文林革命陵园建国三室。

斯人已去十余年，想起曾经笑谈"三同"那段珍贵的时光，尤其是他曾经撰著《虫类药物临床应用》，相互砥砺之情，确实难以忘却，今以其八十述怀诗中两句为题，著文志之。

〔2015年3月31日整理补充〕

154

高瞻远瞩弘岐黄，继往开来中华柱

——为贺邓翁铁涛教授期颐之寿而作

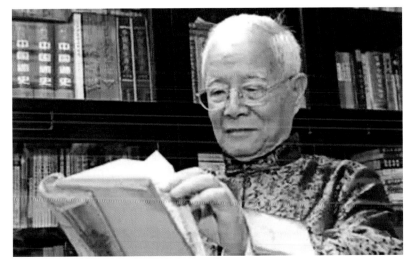

国医大师邓铁涛（1916—　）

近日，邓老又给我寄来中国医药科技出版社出版的《邓铁涛新医话》，使我心情振奋。邓老近80年来坚持不懈，总是以仁人的胸怀，学者的风度，勇士的姿态，积极为中医药事业鼓与呼。先前已出过医话，而今又有新医话，可见其精勤不倦，医话之"新"，诚如该书主编、次公子邓中光世侄所介绍："本医话为邓老90岁前后之学术思想的总结性之作。其中有不少篇章是邓老出席学术论坛，应邀即席发言的现场录像或录音作品，后由弟子门人整理为文字。本书是邓老医话著作之一，所以名为'新医话'，以有别先前出版之《耕耘医话》。《邓铁涛新医话》可以说是邓老学术思想顶峰之作，除了收录邓老有关学术经验和对中医传承的理论观点，本书更着重于彰显中医药之精华，以期阐明中医学所以既古老又能不断发展之道理。在中医发展的坎坷路上，仍能预测21世纪中医要腾飞及其必然之理，这是本医话的最大特点。"

邓老将临期颐以新医话面世，其心至诚，其志至坚，令人感动。想起我与邓老初识于全国中医药学会，后深交于1982年5月应卫生部中医司之邀在厦门参加《中医内科学》审稿会议，与邓老共同负责肝胆病文稿，挂钩互审，颇多启迪。由斯经常书信往返，受益良多。嗣后国家中医药管理局成立，还有由他发起的广东省中医院首创技术骨干拜全国名老中医为师，加强继承提高工作，对邓老有了更多的接触和了解。

展望当今中医界之代表人物首推邓老，此次出版社《国医大师亲笔真传系列》将邓老的两种医话集列为首选。著书立说、育才传薪、讲学四方、临证解惑、启迪新知、科研探索，唯邓老也！其尤为难能可贵者，对中医发展前途，仍终日忧心，经常提出建设性高见；对后生之提携鼓励，殷切之情，溢于言表。邓老诚为中医旗帜，中华一柱，一代大师也！令愚钦敬之至！兹录其手教以证之。

振兴中医　勇担重任

邓老是一名捍卫中医学尊严的旗手。据我所知：1937年，他还是广东中医药专门学校即将毕业的一名学生。由于他对尊人主张"早临证，重跟师"六字诀有深切体会，所以充分认识到作为中医学继承人的使命，靠的是卷帙浩繁的医学典籍、老中医的学识和治疗经验，还有深入百姓之中防病治病的验方秘方。正当即将毕业之际，南京政府强令学校更名为"中医学社"。这分明是"废医存药"，意欲消灭中医的卑劣之举。他苦读5年，义愤填膺，不仅拒领所谓"学社"的毕业证书，积极响应恽铁樵、陆渊雷，还有广东谭次仲提出的"中医科学化"，并且阅读唐容川等人有关"中西汇通"的著述。他思想进步，勤勉新知，参加了中国共产党所领导的一个外围组织，阅读了《政治经济学》《唯物辩证法》等进步书籍，接受和学习了毛主席的《新民主主义论》，通读了《鲁迅全集》。使他产生了对中医阴阳五行学说，还有临床应用的四诊八纲等，都与唯物辩证法相符的概念。可以说，邓老丰富的学养在斗争中磨炼，也在斗争中成长，与时俱进，不断创新。他也经历过"文革"浩劫的洗礼，几十年过后，他深有感触地说："对我来说，学术钻研的真正开始，是在新中国成立以后。"尽管经历坎坷和曲折，甚至磨难，邓老百折不挠，始终保持旺盛的革命精神和坚强的毅力，一直活跃在教学、医疗、科研的第一线上，而且取得了令人瞩目的成绩。

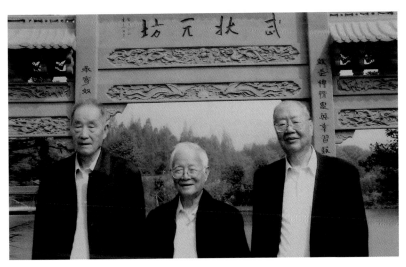

2004年朱良春与邓铁涛教授（中）、任继学教授（左）在浙江杭州讲学带徒后于武状元坊前留影。友人戏言：此乃医林三文状元也

　　1999年7月19日在上海与裘沛然、张镜人、颜德馨三老同去哈尔滨参加老中医座谈会，邓老与刘炳凡、任继学、张琪、何任、周仲瑛诸老已先期抵达，随后路志正、焦树德、陆广莘三老亦相继到来，老友重逢，畅叙甚快。翌日举行座谈会，商谈中医如何振兴，走什么道路，定什么方向，发言踊跃，言多中肯。在义诊、讲学后，拟将建议整理成文，上书中央，诸老签名，但个别同志，顾虑较多，说怕是没有用的，建议慎重处理。因此而有此信所述意见："只有为真理而斗争，才是正途也。"邓老态度是多么的鲜明、坚定！信中又提到，因为"我们几次上书，都有作用，说明只有为公不为私，为国家民族之利益，会得到党和国家的支持的。"接着他进一步明确表态："我们老中医不为中医之发展鼓与呼，岂不有负于祖宗与后代吗？让兄与弟等携手为中医事业之振兴而奋斗。"邓老被吾侪称为

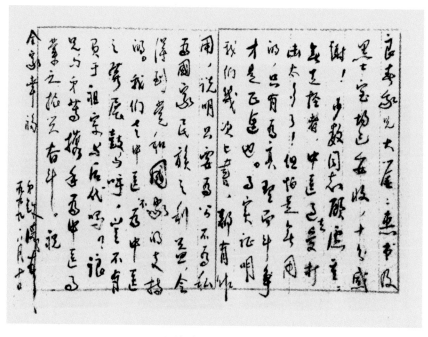

邓铁涛给朱老的信

龙头，马首是瞻，众望所归，他善于团结同志，坦率真诚，恳挚热情，令人感动。他为人又极为谦虚，邓老长我一岁，仍尊称我为兄，而自谦为弟，愚受之有愧也！

邓老这次所赠《邓铁涛新医话》，首篇收入《中医与未来医学》一文，这是2004年"邓铁涛学术思想国际研讨会"的特别演讲。这

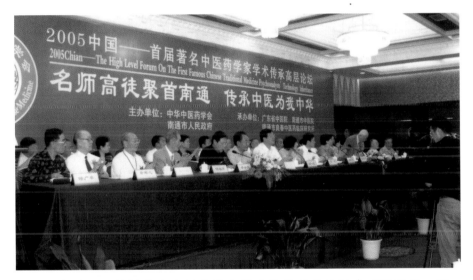

2005中国——首届著名中医药学家学术传承高层论坛在南通召开，图为邓铁涛教授代表名老中医发言

篇演讲震动全场，其后《中国中医药报》《健康报》分别全文转载。同年12月在广州邓老策动并倡议召开"首届著名中医药学家学术传承高层论坛"，目的为贯彻"十五"国家科技攻关计划——"名老中医学术思想和经验传承研究"，以及进一步落实吴仪副总理提出的名医、名科、名院"三名战略"重要指示，以邓老为首，由任继学、路志正、焦树德、颜德馨、吉良晨、陆广莘、周仲瑛、张学文、罗金官、石仰山和我共12人联名发起，蒙邓老及诸位抬爱，将论坛一致决定在美丽的江城南通召开。2005年6月，论坛得到国家中医

药管理局的鼓励，省市领导和有关方面的支持，还有全国各地名老中医的重视和努力，共收到论文160余篇，经审选140余篇，就数量和质量而言，为历年中医学术会议所仅见。因此，可见邓老在当今中医界的影响力和号召力。

"怎样正确认识中医？"这是邓老1999年12月对广州中医药大学98级、99级中西医结合七年制硕士班同学的讲话。既是命题，也是论说，很有针对性。该校党委在当年作了3个决定：一个教学的，一个科研的，一个医疗的，强调"都要往中医这条康庄大路上走"。他的一篇讲话就这3个方面，谈古论今，话中说西，都引用许多实例，归结到振兴中医、发展中医。就在那年，批评中医、质疑中医甚至反对中医的言论时有露头，邓老在2005年第四期《中医药通报》杂志上，又发表了《正确认知中医》的重要文章。他感触良深，一针见血地说："中医药学是中华文化的瑰宝，但真正认识中医药学的真正价值，对于世人来说，对于医学界，甚至对一些中医来说，却不容易！"这不是空穴来风，接着他举例说："在一次中医学术会议上，有位西学中的专家说：'抗生素发明之后，中医治疗肺炎便落后了；呋塞米（速尿）发明之后，中医治疗水肿便落后了。'前几年有青年中医写文章认为：'中医变也得变，不变也得变。'往哪变呢，朝西医方向变。去年又有资深的中医专家写调查文章，认为中医的临床优势病种越来越少了。诸如此类的文章还不少，多立足于批判中医理论之错误或不足，或对某些理论抽象的肯定、具体的否定，这都反映一部分学者对中医药学的信心不足，一种信任危机在滋长蔓延，这也是一种危险的思潮。"邓老反复强调"实践是检验真理的唯一标准"，申明"中医师的高明与否，与其理论基础、临证经验、文化素养成正比，试翻阅历代名医著作及现代名中医的事迹足以为证。说中医只是经验医学是毫无根据的"。邓老展望未来，充满信心和决心，他的思辨确有超常发挥，值得我们学习！

融古贯今　学验俱丰

邓老从事中医医疗、教学和科研工作近80年，对中医理论造诣湛深，先后对五脏相关学说、伤寒与温病的关系、中医诊法与辨证、中医理论体系与教育思想、中药新药开发、医史文献研究、岭南地域医学研究等，不仅有重点课题，还提出许多很有价值的学术论点，对促进中医药现代化产生积极的影响。临床上，他擅治心血管疾病、重症肌无力、萎缩性胃炎、慢性肝炎和肝硬化、慢性肾衰竭、再生障碍性贫血、红斑狼疮、硬皮病及危重症的抢救等，积累了丰富的诊治经验。今择其要，爰述如下。

1.五脏相关理论继承与创新

1963年全国中医教育系统讨论中医理论体系的"核心"理论问题。中医的四大理论核心是阴阳、五行、藏象、经络。阴阳五行为中医的理论基础，却有人将其与唯心主义相命术混为一谈。邓老即撰写了《中医五行的辨证法因素》与之讨论。此后邓老对"五脏""五行"进行深入研究。1988年发表了《略论五脏相关学说取代五行学说》，这篇论文的构想源自"重症肌无力"的临床观察和研究，邓老发现重症肌无力从中医理论上分析，它是脾胃虚损之症，但又与其他内脏相关联，于是他总结该病的病机是——脾胃虚损五脏相关。他分析认为该病不是一般的"脾虚"，而是虚及至损与五脏相关，如危象呼吸困难涉及肺，吞咽不下涉及肾，眼球斜视凝视涉及肝，合并胸腺肥大或肿瘤、甲亢，以及西药的不良反应可涉及多个脏器，于是可总结为"脾胃虚损，五脏相关"。"重症肌无力疾病脾虚证型的临床研究及实验研究，探讨其辨证论治规律及发生机理"作为国家科委"七五"攻关课题，该项目于1991年获国家中医药管理局科技进步一等奖，1992年获国家科技进步二等奖。

2003年4月，广州中医药大学第一附属医院重症监护室曾收治一名湖南12岁男孩，患儿重症肌无力，父母慕名而来，当时只见患儿骨瘦如柴（17 kg）奄奄一息，邓老立即施行抢救方案，而且还垫付了诊疗费用，一个月后患儿转危为安，央视《东方时空》闻讯专程到广州采访。

邓老的课题研究是开拓性的，中医的五行学说须彻底摆脱"哲学"的范畴，五脏相关理论将逐步取代五行学说，通过五脏相关理论指导临床，以治愈、提高患者的生存期与生活质量为主要目的，并通过临床研究进一步提高"五脏相关"的理论深度与高度。有人经过分析研究，邓老作为一名中医临床大家，术有专攻，从不拘泥专治某症。经统计，涉及的病种包括运动神经元疾病、硬皮病、系统性红斑狼疮、帕金森病、高血压病、慢性胃炎、肝硬化、胆结石、泌尿系感染、肾病、流行性乙型脑炎、一氧化碳中毒、子宫肌瘤、阑尾炎、脑挫伤以及传染性非典型肺炎等63类。凡此种种，都作为五脏相关理论的充实并逐步完善。

邓老说得好："凡事必有一个开始，我们愿做先行的卒子，我们想以'五行'作为切入点，保留其合理的内核，除去其古老的外衣及其不合理的部分，使之更加符合客观规律并加以创新发展，为中医理论的革新走试行的一步。"此说很有见地，邓老不愧为中医药革新的先行者。

2. 心主神明论的科学性

这是邓老很有见地的论点。他说："早在1983年我在新加坡中医学院第十八届毕业生特刊曾发表《心主神明论》指出，中医理论认为心脏的功能，除了'心主血脉'之外，还认为'心主神明'，也就是说除了是循环系统的主持者之外，还是精神活动的主持者。若从西医的解剖生理来看，这是不可理解的，因此有人怀疑中医的科学性。其实中西医是两种理论体系，不能说符合西医者就是科学，不符合的便不科学。"

邓老认为，要理解"心主神明论"，首先要理解中医的藏象学说。所谓"藏象"就是心、肝、脾、肺、肾五个脏的宏观现象，即人体的五大系统。他特别指出，心脏是五大系统的核心。而这一学说是中医通过几千年的治疗与预防疾病的观察而升华为理论的。这一理论来源于实践，又反过来能指导实践，实践是检验真理的标准，因此"藏象"学说是科学的。

为了充分证明"心主神明"的科学性，邓老的视野拓展到国际上新的成果以及外电报道的有关消息。从人工心脏的失败，到黎巴嫩学者那莫尔博士发现心脏分泌一种直接进入血液的激素，能减轻动脉血管的压力，并命名此激素为ANF。他又举被英国医生宣判为脑死亡的病例，而用中药、针灸，配合中医按摩，使患者苏醒进入康复治疗中。于是，邓老断言"我相信能作用于大脑皮质的心激素总有一天会被发现的"。我相信，邓老就"心主神明论"科学性的孜孜不倦的探索，可以说已取得阶段性的成果，这对我们指导临床，注意用"心主神明"观察和分析有关病例，从而不断地加以总结提高是有很多教益和帮助的。我想，这也是邓老的伟大的"中医梦"吧！

3. 论中医诊治非典型肺炎

2003年春初，非典型肺炎（非典）在广东肆虐，一场没有硝烟的战斗展开了。广东省中医院在邓铁涛教授等专家的支持下，首先

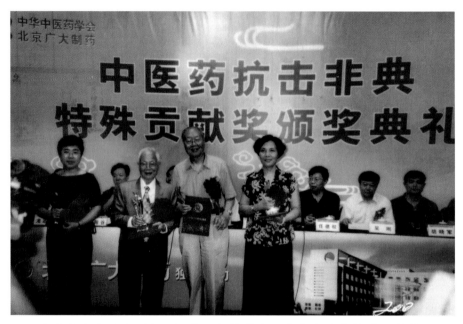

2003年朱良春与邓老（左二）等一起荣获中医药抗击非典特殊贡献奖

提出中医介入，他十分自信地指出："战胜非典型肺炎我们有个武器库"，他采用中西医结合的方式，积极治病救人，取得世人瞩目的成果。邓老作为该院的技术高参，亲临指导，并配合该院向外地有关同志征求意见："手示拜悉，宝贵的意见很好，将采纳执行。"这是多么的坦诚啊！接着邓老明确指出："这次非典本是坏事，但中医药学将在防治中发挥作用，使中央领导重新认识中医之真价值。弟于上月（4月）曾去信及附拙作3篇送到胡锦涛总书记手上，已看出起了点作用！佘靖昨天曾来电话谢我，受之有愧也！"这充分说明邓老对工作的认真，对事业的高度责任感，为抗击非典的中医治疗，连续写了3篇有理有据的文章，使中央领导进一步重视中医，支持中医，并取得成效，胡锦涛总书记及吴仪副总理的讲话，就充分体现了！随后世界卫生组织的专家詹姆斯博士到广东省中医院考察时，对该院运用中西医结合的办法取得明显的临床效果感到非常惊讶，高兴地赞叹说："跟其他医院相比，这一经验值得研究与学习。如果这种经验能上升到常规治疗层面，那它对世界其他地方在防治非典方面将起到很好的帮助作用。"邓老的指导和呼吁，功不可没！这是邓老为振兴中医事业，使中医扬眉吐气的又一贡献也！

邓老领先战胜非典为何获得骄人的战绩？他说："我认为对病毒性疾病的攻克，中医自有其优势。从历史可以上溯至仲景时代，他宗族素多，十年不到却死亡了三分之二，伤寒十居其七，这个七就包括流行性病毒性疾病。"他回顾1956年石家庄流行性乙型脑炎，师仲景白虎汤疗效超世界水平。当1968年广州爆发流行性乙型脑炎时，邓老参加救治，为暑热伏湿之证，凡舌苔转厚者必不死，暑湿得外达故也。所以邓老综合历史，强调对非典准确辨证，因势利导，增强正气后邪可却。对非典不宜随便使用抗生素，白细胞偏低便是正气不足的表现之一。邓老根据广东省中医院收治该病患者112例临床观察，认为非典型肺炎属于中医春温湿热疫病的范畴，病机以湿热蕴毒，阻遏中上二焦，并易耗气挟瘀，甚则内闭喘脱为特点。据此，邓老定名为"春温病伏湿之证"。在临床治疗总结中，邓老分别以发病的早期、中期、极期（高峰期）及恢复期，以各期不同的症候群，分别施治，终获良效，值得为患者得到及时救治额手称庆。

提携后生　不遗余力

邓老长期以来，对中青年中医爱护有加，多所提携，他热情呵护，温存体贴，无私帮助，使后生如沐春风，如饮琼浆，胜似严父慈母之关爱也。小徒邱志济、朱剑萍、马璇卿编写了一本《朱良春杂病廉验特色发挥》的书稿，没有告诉我，就直接将书稿寄给邓老等12位名老中医求序。邓老接到书稿后，在百忙之中作序，还附了题词，奖誉有加，嗣我获知后，立即致函邓老表示感谢。由于邓老所写之序为中青年中医指出了一条"走向名医之路"，邓老指出："邱志济之路……是可行的中医成才之路，是康庄大道，名医之路；不仅对自学者、拜师者、私淑者，是绿色通道，对那些科班出身者，更是有快车道的高速公路也。"邓老在序言中还指出："读他的文章，可见他是在吃透老师的学术经验，又验诸于临床实践与深入思考，从而能使朱老之学术得到发展与推广，正如朱翁自道：'今邱君等所写之临床经验系列文稿，以研究余之经验为主干，辅以作者临床实践体会心得和创新，且文论中用中医理论阐析，可谓两代人之心血与汗水汇成之临床心悟也'。站在巨人的肩上，不论本人有多高，总比别人高，这是可以肯定的。"邓老一贯重视理论联系实践的原则，对重实验，轻临床者，经常提醒不能脱离中医临床，否则就是"研究中医"而不是"中医研究"了！这是邓老一片苦心，谆谆教导的忠言，值得中青年中医深思。

邓老的次子邓中光、陈安琳伉俪及门人郑洪于2004年编辑一册《邓铁涛寄语青年中医》，书中邓老题词曰："历尽劫难的中医学，20世纪80年代已重新站在腾飞的起点上，正需要一大批真才实学的青年中医作振兴中医的先锋，对中医学有执着的爱，掌握中医的系统理论，能用中医药为人民解除痛苦，有科学头脑，有广博的知识，决心利用新技术以发展中医学，并在发展中医学中又反过来发展新技术。这并不是高不可攀的，就怕决心不大，骨头不硬，方向不明，对祖国、对社会主义、对几千年岐黄之术没有炽热的爱。与广州中医学院八二级同学共勉。"邓老语重心长，至诚至爱，燃犀温峤，

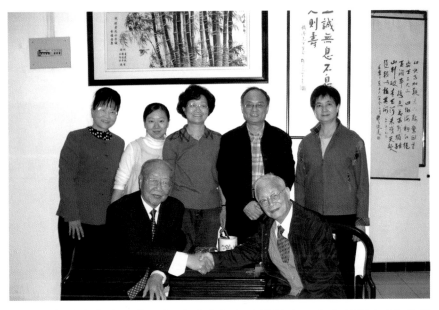

朱良春每到广东省开会，都要到邓老家看望好友，此为2007年11月携女儿、外孙女与邓老及其儿、媳合影

赤胆忠心，也使我至为感动。

　　以上仅是从几个侧面来认识邓老对弘扬岐黄、维护中医、提携后生的崇高精神的，邓老这种无私无畏、大智大勇的崇高精神，我们要认真地学习体味，要以"自强不息，止于至善"的心态鞭策自己，才"不有负于祖宗后代"，也才是对邓老最好的献礼！今年恰逢邓翁期颐之寿，祝邓兄老而弥坚，长乐康泰，为中医事业之振兴，再创辉煌！

〔写于2015年6月12日〕

硕学盛德通三才，儒家思想研七旬

——缅怀一代宗师裘沛然先生

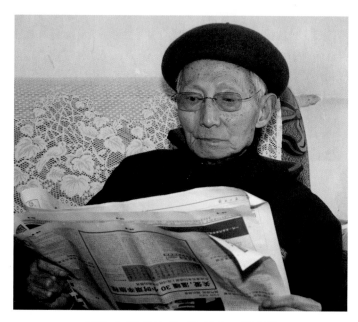

国医大师裘沛然（1916—2010）

一代宗师、鸿儒大医裘沛然先生仙逝瞬已五周年。每忆起这位医儒通才的往事，犹历历在目，难以释怀。

我知悉裘先生大名，是从杂志上读其文章而拜识的，然真正会晤是在1983年1月，卫生部中医司组织编写《实用中医内科学》一书，于上海延安饭店共同统稿、审稿，我与黄星垣同志负责审稿，严世芸、郭子光、张大钊、蔡淦、李明富、朱步先、何绍奇、王琦等8位同志承担统稿工作。由于稿件是全国中医院校教授分工所写，不少文献引文需核对，有小部分难以查找，上海的同志便邀请裘老当顾问，解决了不少存疑之处，使统稿组工作加快了进度，大家对裘老的博学深为敬佩。

此后，20世纪90年代初，金山县王文济学兄为评审《金山医学摘粹》书稿而邀请裘老及颜德馨、干祖望、凌耀星、傅维康、王翘楚等教授和我一同参与，时仅两日，诸位侃侃而谈，畅所欲言，裘老尤多真知灼见，令人起敬。

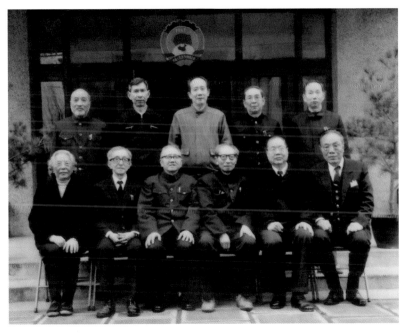

20世纪90年代初在金山县参加《金山医学摘粹》评审会与裘沛然教授合影。后排：傅维康（左二）、王翘楚（左三）；前排左起：凌耀星、干祖望、王文济、裘沛然、朱良春、颜德馨

再次，1999年章次公老师逝世40周年及2003年章次公先生百岁诞辰纪念活动，裘老都来参加，特别是章公百岁诞辰纪念会，裘老感冒发热，仍抱病前来，并有诗作怀念：

医中宗匠酒中仙，海上相逢是晚年。

每忆深谈过夜半，羹墙长在绛帷边。

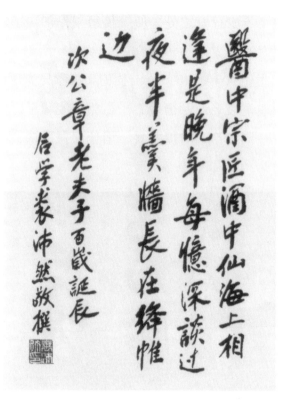

裘老诗作手书

令人感动之至！愚仰慕先生国学与医学根基深厚，借资缅怀其硕学盛德。

国学底蕴　枝繁叶茂

裘老博览群书，孩提时就奠定了国学的初步基础，深得国学馆施叔范先生启迪，除诵读经史百家之外，还涉猎诗词歌赋，由于勤奋刻苦，在文字、音韵、训诂等方面颇具底蕴。1931年即入孟河名家丁甘仁先生创办的上海中医专门学校，学习更加刻苦认真，熟诵中医典籍，精研中医理论，融会经史子集，自喻"晓窗千字，午夜一灯"，乃清苦学医生涯。更令人啧啧称奇的是70年后发现当时的温课抄本，虽大多散佚，仍有伤寒、温病、舌苔、妇科等留存，且于2006年影印出版发行《读医抄本拾遗》，以供后学观瞻和启迪。就学三年师从丁甘仁长孙丁济万，侍诊形影不离，整理过丁师的临证处方，编过一本《丁方手册》，丁师临诊脉案抄录编为《丁方集成》，为同窗即时传抄，视为勤学心得。临近毕业时，裘又请益于沪上中医名家谢观、夏应堂、程门雪、秦伯未、章次公诸前辈，集各家之长，深藏于胸，颇有心得存焉。

裘老与程门雪先生的交谊，自称"平生风义兼师友"。程先生的中医理论造诣和丰富的临床经验，尤其是为中医事业献身的精神打动了他。程门雪先生严谨的治学态度及精细的临床用药心得常使他不能忘怀。裘老举例说，程老对古代文献所载内容是否正确，一定要通过临床实践验证而后信，即使是平生所推崇的《内经》《伤寒论》等经典著作，也不例外。只有在理论能够联系实际的情况下，他才坚信不疑。即对被称为伪书，认为不必纠缠作者的真伪，举《中藏经》，虽是托名的伪书（按：又名《华氏中藏经》），而书中列醉仙丹一方，载《中藏经》卷下，药物有麻黄、南星、大附子、地龙，主治五脏气虚，风寒暑湿蓄积于中，久而不散，偏枯不遂，皮肤不仁，临床应用效果很好。书中还有许多制药法，很有道理，不能以伪而轻视它。这说明程老研究学问是务实的。程老又告诉他亲身体验的两个例子，说的是从前读《伤寒论》中麻黄升麻汤条文，觉得方证杂乱，脱离实际，不是该书的精华，但数十年后，随着临床深入，认识得到提高，反觉得这是一帖极为有用的良方。另一是程老起先推崇王旭高（名泰林），读《西溪书屋夜话录》，对其中肝气肝风肝火的论述赞不绝口，但他到了晚年开始认识到几乎有很多是脱离临床应用。（按：名家理论与实践相结合的读书方法值得提倡。笔者注意到任应秋《中医各家学说》未引王泰林《西溪书屋夜话录·肝病证治》，当为任老本人识见亦同。另李经纬主编1988年版《中医人物词典》"王泰林"条对"三肝"叙述较详，至1995年主编《中医大辞典》之"王泰林"条有关"肝病证治"则略去，殆采用程老说给删。说明程、任、李三位求真务实的治学精神，令人钦佩。当然，程老还有临床用药的经验和心得与裘老讨论和交流，并嘱"学习要认真，批判宜审慎"，真知灼见，如雷贯耳。忆起曩年在苏州国医专科学校，程门雪老师从上海莅校讲课，用时髦的话来说，其时愚也是"雪粉"，学校诸生甚为激动。）

精奇巧博　擅治杂证

裘老从事临床70余年，由于他深研经典，博览群书，倡导"伤寒温病一体论"，提出"经络是机体联系的学说"及"疑难病证治疗八法"，立方有"精、奇、巧、博"四字诀。在治疗疑难杂症、迁延难愈方面饶有心得和经验。他学验俱丰，值得后学进一步总结提高。

裘老熟谙经典，曾系统研究孙思邈《千金方》，全面领会和总结其处方遣药的特点为"简洁、平正、奇崛跳脱和杂而有章等，给人以深刻的启示"。所谓有人认为《千金方》中有些方剂"庞杂繁乱"，裘老却认为其中的奥妙在"反、激、逆、从"之特色，诚如清代医学家张璐所云："诸方每以大黄同姜桂任补益之用，人参协硝黄佐克敌之功。"举《千金方》治关格病例，大便不通用大黄、芒硝、麻仁、杏仁、芍药、桑白皮，再加一味乌梅，性味酸收，使大黄、芒硝的作用更有力。真所谓古方有奇崛，裘老有匠心。

又，裘老处方用药有"大方复治法"，他认为这是广集寒热温凉气血攻补之药于一方的治法。裘老推崇丁甘仁先生处方的平和轻灵，讲究丝丝入扣。经过长期临床实践，他顿悟"大方复治法"的奥妙。他曾治一例痢疾危症，迭经治疗未见效，裴老为之处方：党参、熟地黄、当归、白术、黄连、车前子、泽泻、黄芪、干姜、附子、芒硝、大黄、黄芩、防风、羌活、乌梅、诃子肉等，这张"大方"仅服两剂，霍然而愈，疗效之速，出乎意料。这种方法裴老也应用于慢性肾炎，也用过一例高热症持续不退患者，两剂以后收到桴鼓之应。裴老认为，此谓"庞杂零乱之法"，值得进一步研究。

裴老治疗各种肾病具有独特的思辨方法以及独到的配伍治疗经验。慢性肾病，多有水肿症状，一般概念有"其本在肾，其制在脾，其标在肺"之说。裴老则认为，本病多为脾肾气血亏虚与风邪、水湿、热毒、痰浊、瘀血相夹杂，多有表里互忤、寒热错乱、虚实相兼等情况。临证根据病机配伍立法，其中补泻兼顾的配伍最为习用。年近九旬的裴老曾救治一7岁男孩，患肾病综合征伴慢性肾衰竭。患儿面色苍白，神气消索，全身浮肿，腹大如鼓，胸膺高突，阴囊肿大透亮，小便点滴难下。按其脉细微欲绝，舌体胖质淡，苔腻而滑。少顷即拟一方：生黄芪50 g，土茯苓30 g，黑大豆30 g，大枣7枚，牡蛎（捣）30 g。患儿服药3剂后，大便通畅，肿势消退，神气略振，脉较前有力。服药有效，原方加巴戟肉、黄柏、泽泻，再服1周。患儿尿量逐渐增多，水肿亦大减，阴囊肿势基本退尽，神态活跃，脉细有神。嗣后上方连服3个月，诸症全消，体检有关理化指标均恢复正常范围，随访两年未复发。

裴老还有一个别具匠心的见解，叫做"医患相得"，既是治疗疑难疾病的一种重要方法，又是临床所应注意的问题。他的根据有孙思邈的《大医精诚》，作为一名医者，不问贵贱贫富，怨亲愚智，皆如至亲之想。见彼苦恼，若己有之。无问昼夜寒暑，饥渴疲劳，皆要一心赴救。引《灵枢·师传》所述"告之以其败，语之以其善，导之以其所便，开之以其所苦"之旨，即系"治神"之法。中医学理论认为意、志、思、虑、智等心神活动与脏腑功能之间有密切联系。故精神安定者，疾病多呈向愈之机。《周易·系辞上》亦云："二人同心，其利断金"，都对战胜疾病有效。裘老曾治一年近六十的肺癌患者，他拒绝手术治疗，笃信裘老为其诊治。裘老拟方用二黄（黄芪、黄芩）、三山（山慈菇、山甲片、山豆根）、二术（白术、莪术）、二苓（猪苓、茯苓），加冬虫夏草、生晒参、麦冬、西红花、龟甲、白花蛇舌草、石见穿、木馒头诸药。亦嘱每日服蟾蜍一只，方法是去蟾蜍头及内脏，剥皮（唯留四足皮肤），洗净久煮成糊状，日数食，与汤药共，6个月后复查病灶消除，逾9年一切如常。看来，医者尽心，病者信心，缺一不可。

至于裘老提出"精、奇、巧、博"临床四字诀，是提高疗效的提炼和高度概括。处方贵精，精者至当不易之谓；立法宜奇，用兵出奇制胜之谓；用药在巧，用巧不易，如用巧法则有鬼斧神功之妙；关键在博，博览群书与博采众方，裘老认为是当务之急，然而，非博采则不能取精去粗，故"博"为深入研究中医学所必需。裘老经验独到，释四字诀"处方之精源于博采，奇不离正，巧生于熟，亦皆以博为基础"，乃学术与临床成功之真谛也。

《壶天散墨》 纵横捭阖

1985年，正是裘沛然先生年届七旬，大著《壶天散墨》问世，他在序言中称：

"我从事医学达数十年，略识此中甘苦，明窗万卷，午夜一灯，兴会所至，信笔漫记，虽是一鳞半爪，没有可贵的论述，却也复敝帚自珍。因为这本小册子，它抉择陈言，剖析疑似，俯仰今古，直道心源，凡是心中想到什么就写什么。书中涉及医学理论的探讨，处方用药的体会，临床点滴心得，养生研究，医史考证，还记述一些医界前辈言论和彼此交谊等……此篇虽仅堪覆瓿，亦暂留笔墨于人间耳。"

最后一句的"覆瓿"是自谦之词。然先生仙逝后的第二年（2011年）因新版迅即告罄，遂增补再版。我给裘老总结了四点：

1. 磨砺苦学

裘老从清乾隆年间著名诗人黄景仁（1749—1783，字仲则，黄庭坚后裔，毗陵七子之一）《两当轩诗集》中，采撷"瘦因吟过万山归"句，认为它深刻地揭示了治学的艰巨性，能够赢得勤苦研究学问者的共鸣。他借以总结自己一生学医崎岖曲折的过程，用四句话来概括，即"踌躇满志，疑窦丛生，磨砺苦学，一间微明"。这里我举裘老"磨砺苦学"一节，先是"很欣赏时贤所称的症候群，亦即六经非经络的说法"，经过"重读仲景自序及把全书反复对照论证以后，终于否定了自己过去的错误观点"。这里的"反复"一词有"精读、细读、判读、证读"等亦步亦趋，刻苦磨砺，终可水到渠成。例如，读《素问》称太阳为开，阳明为阖，少阳为枢等经文似乎不涉经脉，但有"三经者不得相失也"句即点明为经，至于"太阴根于隐白，少阴根于涌泉，厥阴根于大敦"等文字，裘老反诘"如不作经络解，其将安指！且六经之名，早见于《灵枢·百病始生篇》中"。裘老概曰："《伤寒论》中传经、动经、随经、过经、经脉动惕、行其经尽、刺风府风池、刺大椎肺俞肝俞、刺期门等论述经络腧穴的条文是如此明晓，我过去未曾细绎原书文字，只凭臆测耳食，妄谓六经非经络，至今思之，惭愧何及。"宗师如此，读者作何感想？

2. 论张熟地

明张介宾《景岳全书》中，作者曾选辑古代医方，撰《古方八阵》，临床实践觉"犹有未尽"，所以据己意化裁制定新方185首，仍分列"补、和、攻、散、寒、热、固、因"八阵。裘老以长乐陈修园所著《景岳新方砭》与《新方八阵》作比较阅读。景岳和阵第一方"金水六君煎"，是运用熟地黄的著名方剂，方用当归、茯苓、半夏各二钱，熟地黄三至五钱，陈皮一钱半，炙甘草一钱，加生姜三至五片，用治肺肾虚寒，水泛为痰，症见咳嗽呕恶，喘逆多痰，痰带咸味等。而陈修园抨击说："若用当归、熟地黄之寒湿助其水饮，则阴霾四布，水势上凌，而气逆咳嗽之病日甚矣。燥湿二气，若冰炭之反，景岳以骑墙之见杂凑成方，方下张大其说以欺人。"裘老说："景岳的制方与陈修园的议论极为相左，究竟孰是孰非，自当以实践为判断的依据。裘老曾治一嘉定张姓患者，患咳嗽痰喘甚剧，已历半年，裘老初诊时，患者主诉胸闷异常，腹胀不思饮食，咳嗽频作，咳痰难出，痰质清稀而黏，唾出稍多则脘闷较舒，气逆喘急不平。患者面容憔悴，精神委顿，舌上满布腻厚白苔，脉象沉缓。然而，通阳运脾，温肺肃降，理气祛痰，燥湿畅中之剂，愈进而愈剧，患者已失去了治疗的信心。由于他远道而来，为勉处一方：熟地黄45 g，当归30 g，半夏、茯苓各12 g，陈皮、甘草各9 g，本方仅服3剂，胸闷已觉渐宽，颇思饮食。服7剂后咳嗽减轻，胃纳大香，痰化痞胀竟消。后继续服7剂，三诊时患者高兴地称已经上夜班工作了。由此，裘老复又研究景岳，认为其对熟地黄应用之广岂止少数病症，诸如外感表证、呕吐、泄泻、痢疾、水气、痰饮、肿胀、反胃等病，凡是一般医书上所认为熟地黄的禁忌证，而景岳信手拈来，毫不避忌（按：时人戏称大医介宾为"张熟地"）。虽然他在配伍上各有不同，而其用药路子，显然与众多医家相比，确有其独特之长。裘老比较读书与临床结合相得益彰，这种思路与方法值得学习和效法。

3. 医者思维

裘老说："作为一个医学工作者来说，它必须具备两方面的知识。即一是扎实的医疗实践的基础，要善于从事各种科学实验，头脑中应储备临床、实验和其他各种感性材料。同时还必须有思维方法的训练，善于思考问题，学会从大量感性材料中进行科学的抽象。这两者是研究医学所绝对必需的。"裘老举数例，如晋医学家皇甫谧盛赞"医和显术于秦晋，仓公发秘于汉皇，华佗存精于独识，仲景垂妙于定方"。认为这些名医所以能"显术""发秘""存精""垂妙"，无不由掌握了大量的医学实践资料，又能运以心意，既守规矩又能用巧所致。裘老举陶弘景评曰"仲景用药，善以意消息"。认为张仲景继承了《内》《难》的医学理论，总结了汉以前医疗实践的经验，他以精密的思维，创造性地建立了中医学辨证论治的规范。至于"医者意也"，裘老赞同清代喻昌解释之明白通晓，其曰："闻之医者意也，一病当前，先以意为运量，后乃经之以法，纬之以方，《内经》所谓微妙在意是也。医孰无意，而浅深由是，径庭由是，而病机之安危倚伏莫不由是，意之凝释，剖判荒茫，顾不危耶？"由是，中医科学的概念"就是在于用理性的方法去整理感性的材料，归纳、分析、比较、观察和实验，是理性方法的主要条件。而所有这些，无不依赖于成熟的思想和周密的用意来完成的"。

4. 人学硕果

裘老说过一段发人深省的话："我从事医疗事业已75年，向以疗病为职。但逐渐发现，心灵疾病对人类的危害远胜于身体疾患。由此萌生撰写《人学散墨》之念，希望为提高精神文明道德素养，

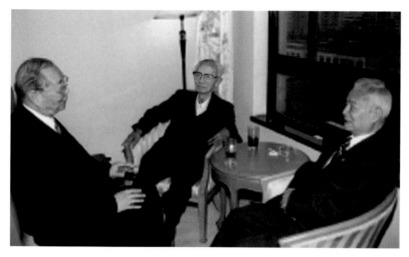

2002年在上海为"第三届全国名老中医学术经验提高班"讲课，会后与邓铁涛、裘沛然二老畅谈

促进经济发展，略尽绵薄之力。"裘老有诗曰："世犹多病愧称医。"（《偶题》）一个"病"字，泛指百姓的疾病、民众的"心病"，还有社会道德的病态反映。裘老的观点是医生有责任救治身病，也有责任矫治民众的心病和社会道德低下的流行病。裘老将整个社会环境与民众的生命联系在一起，这是"上医医国"的政治抱负，晚年能有《人学散墨》这一力作，且洛阳纸贵，实在难得，必然会在中医界人士中产生积极的影响。

《人学散墨》这部20余万字著作，是裘老行医70余年中忧国、忧民的人学思维凝结，其成果可敬可贺。

裘老乃一代儒医，他的"人学"，按他的说法，叫做"专门论述如何能做一个'合格'的人"。他在这方面的研究有其曲折的心路历程：20世纪60年代他夜读《论语》后写过一首五律，诗云：

四海皆兄弟，嘉言万古新。

莫拘时代论，终乱是非真。

薄俗少高德，后濡多未醇。

谁将忠恕义，化作五洲春。

　　此诗由于历史的原因，十年过后才在报上发表，但和者寥寥。使他感叹孔子学说及其价值还未得到真正理解和重视。但是，"德不孤，必有邻"，1988年1月，75位诺贝尔奖获得者在巴黎庄严地发表著名的《尊孔宣言》，孔子能够得到全球社会精英的尊崇，回眸当初心底阐发的诗句，倍感《论语》的历史价值。裘老对《论语》的研究，旁及中外古今的政治、哲学、医学、科技，甚至军事的发展史，十分广泛深入精到。《人学散墨》书后附诗一首：

流光总被墨消磨，济世无方奈老何！

我亦乾坤有情者，登楼四顾一蹉跎。

　　裘老只争朝夕、勤研道德文章的精神令人肃然起敬。

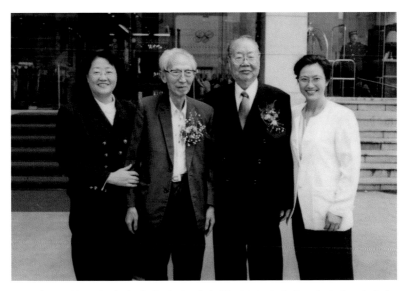

2002年10月，与裘老在上海会后合影（左起朱婉华、裘沛然、朱良春、杨悦娅）

裘沛然先生以"儒宗"自诩，这在2004年1月由上海辞书出版社出版的《裘沛然选集》中可以看到。这是一部自选集，一个分上下卷的本子，《经济全球化时代儒家思想的价值》为首选，以期引起重视。这篇文章阐发了儒家"天人合一"思想、"和而不同"思想、"以利制利"思想、"成人之道"思想，分别针对社会可持续发展、促进文化多样性发展、化解人与人和人与群体间的矛盾，以及有利于理想人格的培养等。论文仅5 000字不到，但足以反映裘老多年的思想结晶。《裘沛然选集》没有序，出版社殆为著书惯例，分别于上下集都作了同一"卷头语"，兹摘录两段，作为本文的结束。

　　裘沛然先生是我国著名中医学家，他不仅在医学上有高深造诣，而且是一位通晓文史的学者和功夫在医外的诗人……他读书万卷，著作等身，所主编及撰写的医学与诗文书籍达36部（一生有40余部），寝馈于《辞海》工作逾四十年，还编著其他各种辞书、丛书和医学百科全书等巨著，为国家培养了大批中医人才。

　　先生热爱中华优秀文化，对儒学钻研尤深。他认为世界上人是第一可宝贵的，无论做什么工作，首先要做好人，这是一切事业的根本。他注重对"人学"的研究，阐述精微，其卓识远见，弥足珍贵。古人谓"通天地人曰儒"，又谓医者虽曰方技，然论病以及国及政，亦能通三才之奥。先生实亦可当"儒者"之称。

诚哉斯言，鸿儒大医，令人钦敬，是我们学习的典范。

〔写于2015年7月11日〕

颂治癌高手段凤舞先生

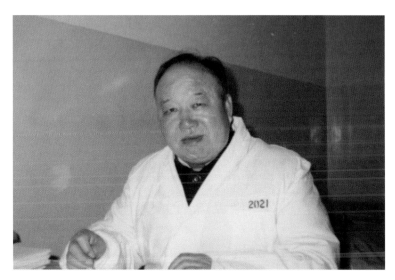

段凤舞先生（1920—1996）

中医药治疗癌症的理论和经验，源远流长，内涵丰富。前贤早已有诸多论述，散见于历代医籍中，继承弘扬，用以指导临床实践。纵观医史，段凤舞先生堪称"治癌高手"。

1949年后，中医药获得新生，中医研究机构、大专院校、各地中医治疗机构纷纷建立，欣欣向荣，一片大好形势，令人鼓舞。而中医肿瘤专科的建立，则推中国中医研究院广安门医院为最早。1962年，在毛泽东主席、周恩来总理提议下，该院由著名中医肿瘤专家段凤舞先生与余桂清、张代钊等专家共同创建，成为中医攻克肿瘤的一面鲜艳的旗帜。数十年来，救治无数患者，培养千余名专业人才，为攻克肿瘤，尤其是"谈癌色变"的恶性肿瘤作出巨大的贡献。

段凤舞先生，六代祖传的中医世家出身，祖籍河南滑县。其尊翁段馥亭先生乃京城外科三大名医之一，擅长疮疡和肿瘤外科诊治，曾与著名内科学家施今墨先生等创办华北国医学院，诊余担任外科教学，名闻遐迩。凤舞先生继承家学，勤奋钻研，勇于实践，医理精深，经验宏富，乃一代宗师也。他认为"癌非常病，治疗不能用常法"，在长期的治癌医疗实践中，提出不少独到的见解，摸索到较为全面而系统的诊治规律，创建较为完整的一套治疗癌症的显效方药。纵观其恢宏巨著《段凤舞肿瘤积验方》，症分40余项，治有正方1 412则，收集偏方单方272方，还有防治各种并发症102方。此书在1991年出版，请时任卫生部部长崔月犁亲笔题词，后又经爱徒赵建成整理编著，于2013年初出版。一经书店上架，竟洛阳纸贵，销售一空，足证其实用性及读者的关注程度。

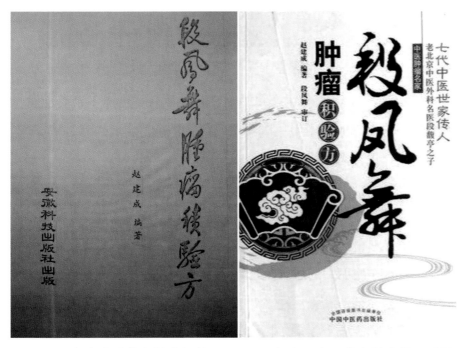

1991年安徽科技出版社初版　　2013年中国中医药出版社增订再版

总结临床经验用现代科
学技术对中医进行研究
提高学术水平和理论水
平为发展我国的医药事
业不断作出贡献

崔月犁
国庆o十周年

原卫生部部长崔月犁题词

段凤舞先生家学渊源，精研中医理论，主张内外兼治，倡导中西结合，推陈出新，其尊翁馥亭先生擅长治疗骨结核、淋巴结核、乳腺癌、皮肤顽癣等外科疑难杂症。及至凤舞，年方总角即随父学医，遍读《卫生宝鉴》《外科正宗》《医学正传》《医宗金鉴》等中医典籍。30岁时，又拜北京中医内科名医祁振华为师，系统学习4年中医理论及内科临床，从而为其一生中攻克癌瘤奠定了坚实基础。

段凤舞先生行医近60年，其一生以与各类肿瘤疾病打交道为主。癌症乃广大人民健康之大敌，正以让人无法躲避之速度，逼近我们的生活，其病死率已超越心脑血管病，位居单病种疾病病死率第一位。因此，谈癌色变，渴望灵丹妙药之出现，早日攻克癌症，以保障人民健康，实为迫切。段凤舞先生在长期的擅治肿瘤的医疗实践中，总结并积累了"外痰""内痰"的中医理论。明末医家秦昌遇（字景明）在其《症因脉治·痰证》谈道："痰之为病，变化百出，皆内因七情，外感六气，中宫失清化之令，熏蒸结聚而成。须分所兼之邪治之。"段老学术从内、外痰认识病因，实抓住肿瘤治则要领。首先，他认为肿瘤是一种局部病症骄横跋扈全身的疾病，因此，作为医者必须掌握其发病规律和临床特点，因是大症怪症，非常用药所能奏效。其次，段老认为"病"与"证"并重，辨病与辨证结合，根据病情、体质、气血、肿瘤的症状变化，弄清证候之间的转归和变化关系。其三，段老认为须重视整体、突出脾胃。这是指肿瘤的早、中、晚三段病程分别施治的不同方法和措施。其四，段老擅用内外合治。例如，肝外一号方针对肝癌引发的疼痛，配合内服药施治，有明显的止痛效果，应用此法后，对其他肿瘤转移部位实施外敷，亦有良效。段老针对肿瘤病症的规律和特点，整理并总结"四阶段法则"，这与秦昌遇《症因脉治》主张"先辨证候，次查病因，再审脉象，后确定治法"有异曲同工之妙。以段老的独到见解，创建一套治疗癌症的显效方药，总结和完善人体各部位不同肿瘤的理论细则和经验，乃运用中医药治癌一代宗师也。

俗话说："韩信将兵，多多益善。"段老认为"癌非常病，治疗不能用常法"，他的"积验方"有3个方面。

一是经过长期临床实践摸索出的经验方。如加味犀黄丸（胶囊），是段老与他人合作研制而成的经验方，此方曾获部级科技成果奖。其方组成：

牛黄3 g	麝香3 g	乳香165 g	没药165 g
三七15 g	生晒参15 g	鸡内金30 g	川贝母30 g
紫河车30 g	阿胶30 g	海马30 g	

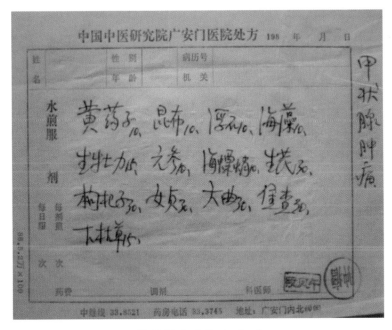

段凤舞先生处方（一）

【注】治甲状腺肿瘤方此为处方中"生牡力"为"生牡蛎"；"元参"为"玄参"；"焦查"为"焦山楂"；"下枯草"为"夏枯草"。

【加减法】乳腺癌加山慈菇30 g；肺癌加羚羊角粉15 g，冬虫夏草30 g；肝癌加鳖甲30 g。

此方适用于各种良性、恶性肿瘤，有抗癌、消瘤和预防癌肿复发的作用，并可用于治疗各型肝炎、肺炎和各种感染性疾病。

其二，段老的家传方，是其父辈甚至更前辈长期临床运用有较好疗效的药方。如治疗乳腺癌的常用经验方，其方组成：

青皮10 g	生甘草10 g	蒲公英15 g	夏枯草15 g
生黄芪30 g	山慈菇10 g	枸杞子30 g	天冬15 g
土贝母10 g	神曲30 g	焦山楂30 g	

此方水煎服，日1剂分2次服。对早期乳腺癌和乳癌术后预防复发均有良好效果。

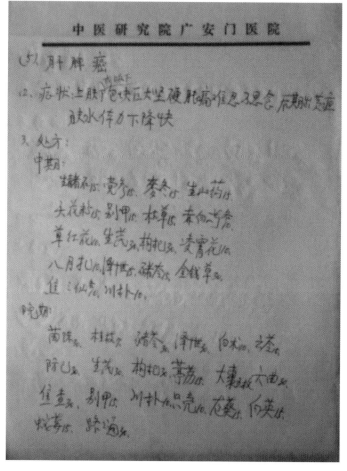

段凤舞先生处方（二）

【注】处方中"别甲"为"鳖甲"；"枯草"为"夏枯草"；"六曲"为"六神曲"。其他同上方。

又如五噎效灵丹，为祖传经验效方，有100多年历史。方用：

> 白豆蔻15 g（去皮）　　广木香9 g　　白及9 g　　乌梅9 g
> 硼砂9 g　　　　　　黄丹7.5 g　　雄黄3 g

研细和匀，炼蜜为丸，每服3～6 g，每日2次，餐前温开水送服，治噎膈、呃逆、食后即吐、痰涎上壅等。

其三，段老诊余经常注意吸收医学前辈或同行报道的，经临床验证行之有效的药方。例如参赭培气汤，其方组成：

> 潞党参18 g　天冬12 g　　生赭石24 g（轧细）　　知母15 g
> 清半夏9 g　淡苁蓉12 g　当归身9 g
> 柿霜饼15 g（服药后含化徐徐咽之）

此方水煎服。主治食管癌、肝癌、胃癌，原方出自张锡纯《医学衷中参西录》，与逍遥散合并化裁，临床应用根据病症加减，每多获效。

段凤舞先生身为中华医学会肿瘤分会委员及中国中医研究院广安门医院专家委员会、专家咨询委员会委员。他在中医治疗肿瘤研究工作中所作的突出贡献为世界医坛瞩目，1993年入选英国剑桥国际传记中心出版的《国际名人词典》。

癌症施治是世界难题，西医以放射治疗和化学及手术治疗为主，在"攻邪"的同时带来"伤正"的负面作用。例如治疗后产生周身乏力，免疫功能下降，恶心反胃，食欲低下等新的症状。中医中药以其传统的优势，用辨证辨病的方法对症下药。段老毕其一生的精力，专攻肿瘤，人称"癌症的克星"。他以"益气养血、活血化瘀、软坚散结、攻补兼施"为治癌（包括良性肿瘤）主要宗旨。对早期癌症病人"以攻为主"；对中期癌症病人"攻攻补补"；对晚期癌症病人"攻补兼施"。谈到经验，段老淡然地说："医学上的个别病例不足以说明问题，但中医在使癌症患者延长生命、减轻痛苦方面确实有明显疗效。"对于不能手术，也不宜放、化疗的晚期患者，他认为"用中药可以调动患者体内的抗病能力，抵制癌细胞的扩散，从而减轻患者的痛苦，延长生存期，部分患者可以趋愈"。段老对"攻克癌症"的认识，无论是在理论上还是医疗实践上，抱着实事求是的态度和作风，作为一名医生对每一个生命的敬畏，全心全意地精心诊治，这种救死扶伤的革命人道主义精神，值得我们敬佩和学习。

就恶性肿瘤方面，以消化系统的常见病、多发病居多。段老指出，人体消化系统主要指食管、胃、小肠（十二指肠、空肠、回肠）、大肠（结肠、直肠）、肝、胆囊及胰腺等。其中食管、胃、结肠和肝是消化系统癌症好发部位。消化系统癌症的发病率和病死率较其他系统者为高，仅胃癌、食管癌和肝癌的死亡人数就占全国全部癌症死亡人数的60.45%。段老认为能够对消化系统癌症做到早期诊断、早期治疗及早期预防具有十分重要的意义。

段老诊治肿瘤有其个性特点，按病种（病名）、病状、病位，分析局部病灶与体质的关系，还根据年龄、性别、病灶大小、发病时间等方面的差异，结合西医的临床诊断，综合各方面的情况对症施治。例如段老对肝肿瘤的分析，包括原发性肝癌（简称肝癌）、继发性肝癌、肝血管瘤、肝囊肿等。其中对人体危害最大的是肝癌，它病情发展快，治疗效果差，病死率高，有"癌中之王"之称。他分析说，肝癌在病理上可分为肝细胞型、胆管细胞型和混合型。肝癌的转移主要通过血管、淋巴管和腹腔种植，常转移到肺、骨、肾上腺、肾和脑等器官。

段老的精细在诊断这一环节，肝癌的症状、体征、甲胎蛋白检验、B超、CT、腹腔探查和肝穿病理验证。由于肝癌的临床表现早期并不明显，仅有肝进行性肿大，肝区间歇性或持续性隐痛、胀痛或刺痛，上腹部不适、食欲不佳、乏力、消瘦等。这些症状，随着病程进展会愈加明显，肝区不同程度的疼痛，可扪及肿块，兼有发热、腹胀、腹水、黄疸、消瘦，以及各种出血，如鼻出血、牙龈出血、吐血、便血等。段老临床采用疏肝理气、清热利湿、活血化瘀、软坚散结、养肝柔肝、抗癌解毒等对症治疗方法。段老的治疗正方，及所搜集的偏方共20方，对晚期肝癌、胰腺癌的患者出现剧痛，则用肝外一号方。方用：

> 雄黄60 g　明矾60 g　青黛60 g　皮硝60 g　乳香60 g
>
> 没药60 g　冰片10 g　血竭30 g

此方为段老配制的经验方。用法为将上述诸药研为细末，和匀，每用60 g或30 g，用米醋或猪胆汁各半调成糊状，外敷患处，药干再蘸以醋和胆汁，每日1次，每次敷8小时左右。

《段凤舞肿瘤积验方》可谓集肿瘤治疗方药之大成，除各项主症外，还兼备肿瘤的并发症、继发症、后遗症及预防癌症复发方。有治疼痛方、治发热出汗方、治出血方、治胸腹水肿方、治感染方、预防放疗反应方、预防化疗反应方、治血象下降方、治消化道反应方、治放射性膀胱炎方、治放射性肺炎方、治化疗所致静脉炎方、治放射性皮炎方、治放疗或化疗所致阴虚方、预防肿瘤术后复发方，共15种，集102方。

全书还附编肿瘤患者的饮食宜忌、抗癌中药毒性一览表、临床常见抗癌选药参考表（按首选药、次选药、辨证用药参考、随症加减分项列表）、抗癌中药药性分类参考表等。如此细化和量化肿瘤患者的饮食用药，足见段老细致入微的一切为患者着想的治学精神。

段凤舞先生在诊务繁忙之余，还热心带教，经他传授的学生有千余名之多，遍及全国各地，还包括苏联、朝鲜和越南等国的学生。学生中不乏当地专治肿瘤的中坚医生，他将培养继承诊治肿瘤接班人当作经常化、不可或缺的一项任务，为攻克肿瘤作出了巨大的贡献。

更值得一提的是段老的医德医风，尤令人钦敬。他对患者，体贴亲切，细心认真，使患者心理上得到极大的安慰。我认为，这对癌症患者的调护，是十分重要的一环，甚至是首要的。段老对求诊患者，不论来者名气大小，职位高低，都一视同仁，精心治疗，仁慈为怀，博施济众，实乃精诚大医也！

段老是一位求真务实的专家，他宅心仁厚，是1949年以来中医肿瘤专科的奠基人。其理论精湛，经验宏富，是名驰四海，众望所归的专家。其治癌之实践经验十分可贵，早年已由其亲授高足赵建成教授搜集整理编成《段凤舞肿瘤积验方》一书，由安徽科学技术出版社印行，深受医林同道之欢迎，一经问世，不胫而走，现脱销已久，渴求者甚众，因此有增订再版之议，我应邀为之写序。建成同志不愧为"名师出高徒"。他跟随段老侍诊多年，深得厚爱，口传心授，继承精髓，卓然成家，对肿瘤治疗颇多卓识，曾编著《肿瘤方剂大辞典》一巨册，搜集治癌方达万余首之多，成为中医界诊治肿瘤的重要参考书之一，我也曾为之题词。

其整理段老治疗肿瘤的积验方，多为长期实践中显效之经验方，如实和盘托出，便于读者临床运用，诚仁者之心也，令人钦佩。余与建成同志相交多年，对其精研肿瘤，连续撰写文稿，并积极采风访贤，为弘扬中医药学术、攻克肿瘤而作不懈之努力，余甚赞赏，难得之忘年交也！

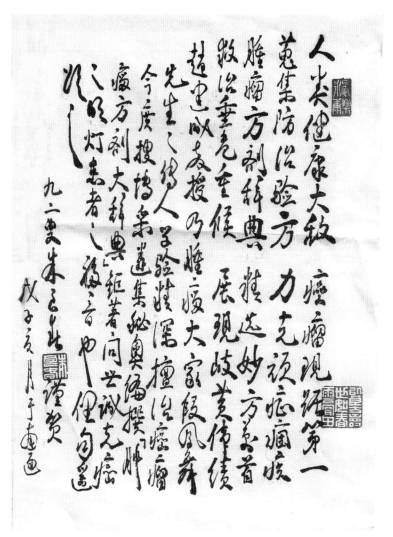

2008年夏，为段凤舞先生传人赵建成编著《肿瘤方剂大辞典》一书题词

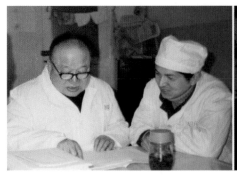 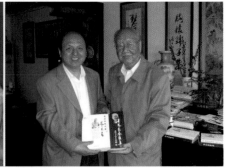

段凤舞老师向赵建成传授临床经验　　　　　2009年赵建成拜访留影

今由其整理之《段凤舞肿瘤积验方》增订再版，尊师重道，嘉惠医林，令人感动，可谓名师高徒，相映辉煌，传为美谈，永载史册。

〔2015年3月重新补充整理〕

他为中医药事业的发展所作的巨大贡献

——深切悼念敬爱的胡熙明副部长

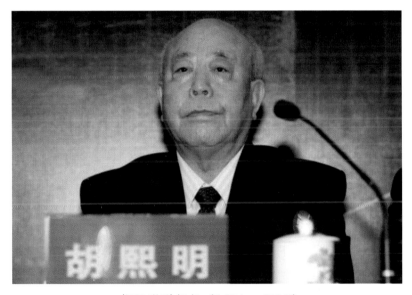

胡熙明副部长（1934—2015）

惊悉原卫生部副部长、国家中医药管理局原局长胡熙明同志因病于2015年7月15日在北京逝世，享年81岁。当7月17日下午官方网站发布这一消息，我几乎在同一时间得到噩耗，对胡熙明副部长不幸逝世感到十分悲痛。

和衷共济，振兴中医。强调"中医机构必须保持和发扬中医特色"，使我们受益匪浅

胡熙明副部长的大名，我在20世纪60年代就耳闻心仪了，我

193

是从原任江苏省卫生厅厅长后调到卫生部中医司吕炳奎司长那里获悉的。我的老师章次公先生时任卫生部中医顾问，与吕司长同住卫生部宿舍。胡熙明同志就读于北京中医学院中医系，曾任学院学生会主席，1964年毕业后即分配到卫生部中医司，成为吕老的得力助手，时闻吕老提到熙明同志，称他工作勤奋缜密，求真务实，认为他是一位有前途的好同志，给我留下深刻的印象。

我与胡熙明先生第一次晤面却挨到1979年11月，我应邀参加在重庆举行的全国中医内科急症治疗学术交流会，胡熙明副司长到会讲话，始获识荆，有相见恨晚之慨。他与我畅叙振兴中医大业之计，颇多精辟之言，发人深省，十分敬佩。1982年3月，我与重庆中医研究所黄星垣所长受卫生部中医司之邀，赴上海担任《实用中医内科学》的审稿工作，参与统稿的还有8位同志，编辑部负责同志按中医司的要求，统一体例，统一修改，统一步调，大家起早带晚，埋头阅稿、改稿，相互切磋交流，非常融洽。3个月的紧张工作，在即将结束统稿审稿的时候，胡熙明副司长相约中医研究院施奠邦院长和《中医杂志》社费开扬总编辑前来检查工作。熙明同志对大家的工作感到满意和高兴，并向大家传达了4月份刚召开为期7天的"衡阳会议"精神，大家深受鼓舞。使我难以忘怀的是我推荐的何绍奇和朱步先两名学生参加统稿工作，唯身为布衣，貌不惊人，诚笃为文的朱步先，听说他竟能修改专家、教授的医学文稿，赞赏之后当即商定将他调到《中医杂志》社，施院长答应回京办理相关手续。此举也恰在落实"衡阳会议"精神范围之内。我虽对朱步先升任编辑一职既感到高兴也有依依不舍之情，但他能这样被杂志社青睐，也是党的中医政策的召唤，实至名归，一时传为佳话。

衡阳会议是开创中医药工作新局面，保持和发扬中医特色的

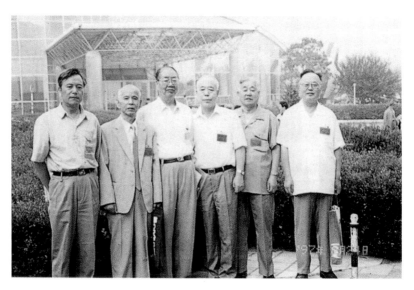

左起：诸国本副局长、万友生教授、朱良春、胡熙明副部长、江育仁及周仲瑛教授

一次会议，现在看来仍不失具有历史意义的。会议全称"全国中医医院和高等中医教育工作会议"。卫生部崔月犁部长在会议开幕式和闭幕式上作了重要讲话。会议通过了《全国中医医院工作条例（试行）》和《努力提高教育质量，切实办好中医学院》两个文件。1984年12月，胡熙明副部长不仅将"衡阳会议"写进《实用中医内科学》一书的序言里，而且在他任职期内多次会议和场合都提到衡阳会议精神。作为一个搞中医医院基层建设的工作者来说，我们南通市中医院"蛇伤、瘰疬、肺脓肿"特色专科被誉为"医院三枝花"，曾为全国中医界所瞩目。这也是我院一直将党的中医工作方针政策作为办好医院的指路明灯而取得的成绩。今后我们全院职工更要上下团结，脚踏实地，按照胡副部长的指示，多做一些扎扎实实的有益于中医事业发展的工作，把中医事业不断推向前进。

1984年5月27日全国中医学术会议在安徽芜湖市召开，董建华、路志正、徐景藩、王为兰、吉良晨、谢海洲教授及我，均受邀赴会作专题报告。时任中医司副司长胡熙明（11月升任副部长）非常重视，对各位的报告给予高度评价："继承创新，总结提高，相互砥砺，共同奋进。"他还就发展中医事业，谈到中央领导同志作过不少具体指示，如中医队伍后继乏人的问题，1978年9月7日，邓小平在中共中央〔1978〕56号文件上批示："这个问题应该重视，特别是要为中医创造良好的发展、提高的物质条件。"与会同志深受鼓舞，又是一次亲切的聆取教益。

在与胡熙明同志的多次接触交谈中，他对中医事业充满信心。1985年8月10日以"和衷共济，振兴中医"为主旨的全国中医和中西医结合工作会议在合肥召开。胡熙明副部长作了《加强领导，搞好改革，把中医工作推向新阶段》和《坚持中西医结合方针，努力开创中西医结合工作新局面》两个报告。他强调："中医机构必须保持和发扬中医特色。中医特色表现在许多方面，最根本的是中医理论体系和实践经验。"当时我院正在搞益肾蠲痹丸临床验证协作，在南通市卫生局的主持下，单位国内协作医疗机构共有36个，随着该项研究逐步深入，得到中国中医研究院基础理论研究所的大力支持，从动物实验病理造模、药理药化的分析证实益肾蠲痹丸具有显著的修复骨质损害的作用，不仅得到国家批准为新药，而且后来列为国家中医药管理局的"八五"中医药科技成果。1989年1月获卫生部新药证书。1990年获得国家中医药管理局科技进步三等奖。抚今追昔，我充分沐浴着"和衷共济，振兴中医"的阳光，搞好中医改革给予我更多的机遇：南通良春中医临床研究所、南通良春中医医院相继成立，正沿着胡熙明副部长指明的正确方向努力奋斗！

洞见症结，切中肯綮。组织并参与起草文件，
为中医药事业发展作出卓越贡献

我与胡熙明同志认识后即了解到他的才干。时任副司长的熙明同志组织并参与起草〔1978〕56号文件的工作，这是一个以卫生部党组的名义向党中央表述《关于认真贯彻党的中央政策，解决中医队伍后继乏人问题的报告》。这个文件列举了中医队伍的现状，根据1977年底的统计数字，中医队伍只剩下24万人，比1959年36.1万人减少了三分之一；全国高等医学院校89所，而中医学院只有17所；全国县以上医院4 284家，床位683 744张，而中医院仅184家，床位16 609张；全国15个省、市、自治区没有中医药研究院所。加上所有的中医药机构普遍规模小，房舍旧，设备差，缺乏从事发掘、整理、提高中医药学的条件。据说，熙明同志在起草报告的过程中，对有些人发表的错误观点深感忧虑，如有人说"要实现四个现代化，还要中医和中西医结合干什么？"纯粹是错误地把医学科学现代化同继承发扬中医学遗产，实行中西医结合，创造我国的新医学、新药学割裂开来。甚至认为"搞医学科学现代化，实行中西医结合就不应再强调发展中医药队伍和中医药事业"。熙明同志对这些错误的观点和思想予以揭露和澄清。所以报告中详细反映了那个拨乱反正、落实中医政策大好时期，作为中医人的心声。报告中具体建议有8项，中共中央于1978年9月批转了卫生部党组的报告，即〔1978〕56号文件，这是1949年以来党中央为中医药事业发表的第二个文件。中共中央批转了这个报告后，引起了各级党政部门的重视，全国中医界受到极大的鼓舞和振奋。当年我恢复了职务，并且出席了全国医药卫生科学大会，受到李先念、方毅等中央领导同志

接见。我院还荣获江苏省科学技术工作先进集体和"全国医药卫生先进集体"称号。另外，我院还因完成"新蛇药——731蛇药"的研制，获省革命委员会颁发的奖状，以及完成"金荞麦治疗肺脓疡的研究"，获全国医药卫生科学大会颁发的奖状。第二年5月24日，我光荣地出席全国首届中医学术会，受到中央领导接见。所有这一切都得益于〔1978〕56号中央文件。

1986年1月30日，胡熙明副部长在全国卫生厅局长会议上作了重要讲话。因为国家"七五"计划伊始，国务院第九十四次常务会议上作出成立"国家中医管理局"的决定。熙明同志分析说："这是党中央、国务院高瞻远瞩，为发展我国中医事业所作出的一项战略性决策，它反映了全国中医药界和广大人民群众的共同心愿，体现了国内外对发展中医事业的需要，是振兴中医的里程碑。这一决定必将促使中医事业飞速发展。"胡副部长从卫生行政部门从职人员的思想认识上、组织机构和管理体制上、发展规划和经费问题上提出了具体要求。特别提到卫生部党组为了从根本上解决中医问题，除了在整党中注意端正业务指导思想，把中医和西医摆到同等重要的地位，解决思想认识问题外，还先后6次向党中央、国务院写了报告，提出改革中医管理体制，加强对中医工作领导的意见和措施。与此同时，六届人大二次、三次会议及政协会议也都提出了议案、提案，建议成立国家中医管理局。在党中央、国务院的关心和支持下，1986年1月4日国务院决定成立国家中医管理局，10月熙明同志兼任国家中医管理局局长、党组书记。这是众望所归，如熙明同志所说："国家中医管理局成立，使中医做到有职、有责、有权。管理局可以根据国内外的需要，编制中医事业发展规划，部署中医工作，安排中医经费，统筹解决中医问题，并可协调、组织各方面的力量致力于振兴中医事业。"贤者掌权，首重职责，作为新中国成立以后第一任国家中医管理局（1988年改名为"国家中医药管理局"）局长，做出了系列性开创性的工作，并取得突出的业绩，这是有目共睹，有口皆碑的。中医药事业走上了全面协调可持续发展的道路，形成了医疗、保健、教育、科研、产业、文化、对外交流合作全面发展的新格局，为维护人民健康，促进经济社会发展作出了重要贡献。

1986年胡熙明同志的讲话以后，全国各地卫生行政部门雷厉风行，南通市也不例外。6月10日，市振兴中医大会召开，我院作重点发言，会议提出建立"南通市中医研究所"，并列入市中医事业"七五"发展计划，在筹建过程中，首项"顽痹从肾论治的研究"课题，经专家评审鉴定，于次年5月获省科技四等奖，市科技进步二等奖。直至11月13日，南通市中医研究所成立大会正式举行。全国名老中医路志正、焦树德等莅会，一时盛况空前。

我们深切体会到党的中医政策好比中医事业发展的阳光和雨露。熙明同志任职从1976年至1990年共14年，他逝世后有人这样说："政声人去后，功过世人评。"他主政中医工作正是中华人民共和国成立后中医最困难的14年，也是中医发展速度最快的14年，虽然这些功劳不能全算在他一个人身上，但是他的主帅作用与领导能力是至关重要的、无法抹杀的。

重视宣传，走出国门。将中医中药的
理论体系和临床疗效面向世界寻求国际合作

1987年，熙明同志以忘我的工作作风、呕心沥血、紧张而积极地向世界作广泛宣传。年初，他刚在中国卫生记者协会举行的"中医宣传专题会议"上通报了13项有突出疗效的中医临床成果。就中医学术发展提出三件事：一是把提高临床疗效作为医疗工作的重点；二是利用现代科技丰富中医诊疗手段；三是推广科研成果，使其迅速转化为生产力。熙明同志提纲挈领，概括的这三点，至今仍不失为所遵循的原则。

1987年3月30日，胡熙明副部长出席在法国斯特拉斯堡举行的"中国与欧洲医学讨论会"，他作了题为《中医药学的发展及其国际合作的前景》的发言。第一句话讲"中医药学是中华民族几千年来同疾病作斗争的经验总结，它历经漫长的岁月而不衰，即使在现代医学科学迅速发展的今天，仍独树一帜，显示着无限的生命力"。这是中华医学自立于世界医学之林的一种气魄，一种自信心。为什么"有无限的生命力"？第一就是"卓越的疗效"，第二"所使用的是天然药物"，第三"其科学本质在于系统调节"。

胡熙明副部长在发言中强调："中医药学的强大生命力，还突出地表现在有它自身完整的理论体系。战国时期（公元前425—前221年）成书的《黄帝内经》，已经提出了较为系统的医药理论，此后得到不断发展。其鲜明的特色是，在不干扰机体生命活动的前提下，对人体进行综合的动态观察，以把握生理病理的种种状态，并十分强调人体疾病与社会及自然界的不可分割性，因而在医疗预防实践中主张从相互联系的整体观点出发。上述方面蕴藏着极其丰富的科学内涵，其中包含着某些生命科学的原理。"熙明同志用切合国际化通行的语言，用现代化的医学观点诠释《黄帝内经》，深刻揭示中医学理论和临床实践，用中医的观点阐明人体生理病理的科学性，使这一宝藏成为全人类的共同财富。简明扼要的叙述能够与大家沟通，极具非凡才能。

1987年5月4—15日，第40届世界卫生大会在瑞士日内瓦万国宫举行。在5月6日的大会上，胡熙明副部长在大会上作了关于我国传统医药在实现2000年人人享有卫生保健战略目标中的重要作用的发言。他指出，一个国家实现世界卫生组织战略的过程，应该是结合本国国情，充分发挥自己优势去实现各项规划的过程。中国是个文明古国，中国的特点和优势之一就是传统医学。胡副部长以充分的事实，传统医学的现状，说明它在我国卫生保健事业中的重要地位和作用。只要充分发挥我国卫生保健事业的特色和优势，经过我们卓有成效的努力，2000年人人享有卫生保健的目标在我国是可以实现的。胡副部长发言最后提出，我国也愿意在中医药学的医疗、康复、预防保健、中药的研制、生产和开发，以及中医药人才培养等各方面与各国开展友好合作。大会期间，胡熙明副部长曾分别拜会了世界卫生组织总干事马勒博士、副总干事T.A.兰波等人。他们对中医药治疗病毒感染效果比较好，还可以提高机体免疫功能表示赞赏。世界卫生组织对防治艾滋病的规划，发挥中国潜在的能力，研究药物和疫苗，同时也希望艾滋病永远不要侵入中国。相信中医药可以探索治疗艾滋病，希望中国发挥传统医学的优势，在防治艾滋病中作出一定的贡献。艾滋病的防治成为这次大会的热点，马勒总干事说，艾滋病威胁着2000年人人享有卫生保健战略目标的实现。艾滋病需要一个全球的政策，要像消灭天花一样对待艾滋病。这次大会，我国还参加了"关于老年问题的研究"的提案并获大会通过。这次大会，让世界各国卫生医学界更加了解中国，对中国运用传统医药防治疾病建立了信心。当年，时任法国总理兼巴黎市市长的希拉克以巴黎市市长的名义授予胡熙明同志金质勋章，以表彰他在发展传统医学特色方面所作的贡献。

中国传统医学经过世界卫生组织会议期间的沟通，迎来了世界卫生组织传统医学合作中心的主任会议，中国作为东道主于1987年11月17日在北京召开。胡熙明副部长致开幕词。他指出，新中国成立以来，我国政府对中医学的发展十分重视。早在20世纪50年代就制定了团结中西医的卫生工作方针，并由国家设立了一批中医药学（包括藏医、蒙医、维医等）的医教研机构。1982年，国家把发展传统医药列入了根本大法。第五届人大五次会议通过的新《宪法》第二十一条明确规定，国家"发展现代医药和我国传统医药"。1985年，我国政府又作出决定，强调指出"要把中医和西医摆在同等重要的地位"。1986年，经国务院批准，成立了直属国务院领导的国家中医管理局，统一管理全国中医、中西医结合和民族医药工作。中医管理局的成立，在我国中医药学发展史上是一个新的里程碑，它必将更有力地推动我国中医事业的发展。

胡副部长的讲话鼓舞人心，他继续介绍说："近年来，世界卫生组织也十分重视我国的中医药学。先后在我国设立了7个传统医学合作中心。并于1985年在我国召开了'传统医学在初级保健工作中的作用'区域性研讨会，介绍和推广中医药学及其为人民健康服务的经验。"胡副部长强调指出："我们认为，发展传统医学是人民保健的需要，正确认识并评估传统医学对防治疾病的价值是我们医药界不可忽视的一个大课题。"这个提法极具洞察力，中医药事业有《宪法》的保护，又有正确的舆论导向，整个中医药的从业人员坚持不懈的努力，一定能够得到振兴和发展。

紧接着11月22日世界针灸学会联合会在北京成立。55个针灸学术团体代表近百个国家和地区的针灸工作者，一致选举中国针灸学会会长胡熙明为世界针联主席，日本的高木健太郎和中国的鲁之俊为名誉主席。世界针联由近4万名会员组成。23—26日举行了第

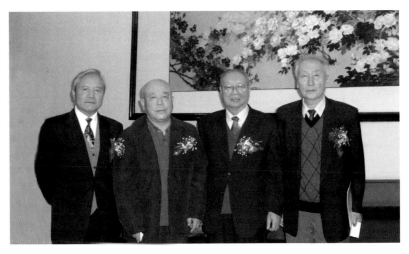

2005年11月参加在北京召开的第二届中医药发展大会与原卫生部胡熙明副部长（左二）及国家中医药管理局田景福（右一）、诸国本（左一）副局长合影

一届世界针灸学术大会，来自世界五大洲的50多个国家和地区的1 000多名针灸专家出席了大会。国家副主席乌兰夫到会致词。大会期间还举办了科技成果和多国医疗器械展览会。这次世界针灸大会，标志着中国针灸学已经成为世界医学的重要组成部分。世界针联是第一个总部设在我国的国际民间学术组织。熙明同志在此期间的殚精竭虑，忘我工作，功不可没。

胡熙明副部长是我们尊敬的好领导、引路人，他的一生是为我国卫生和中医药事业发展鞠躬尽瘁的一生。我们深切怀念，要以他对工作严谨认真，实事求是，坚持真理，尊重科学，为中医药事业发展作出巨大贡献为榜样，继续努力，为实现中华民族伟大复兴的中国梦而努力奋斗！

〔写于2015年7月28日〕

尽百家之美　法至高之境

——阅《贵州名医名方选析》有感

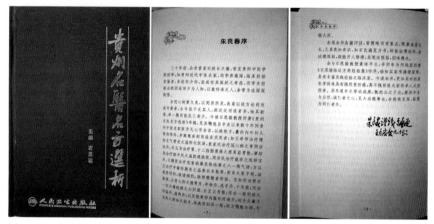

《贵州名医名方选析》书影及朱良春序言

中医典籍，浩如烟海。清代医家罗美《古今名医方论》开方剂评议之滥觞，后之医家，鲜有涉猎者。而流风所及，医家以谈方论药而成专著者，古今则不乏其人。然观其谈方者，或谓方依法立；遣药者，或谓随证取舍。实则泛泛而谈者多，独具新意者少，读者鲜有能从中受教获益，举一隅而反三者。余究心岐黄久焉，对部分著作文章，哗众取宠，虚而不实，言之无物，徒乱人意耳。而近日展读石恩骏教授所撰《贵州名医名方选析》书稿，却不胜欣喜，感触颇深。

30年前，余受袁家玑院长之邀，曾赴贵阳中医学院讲学，接触过不少贵州医者，他们大多学养高深，经验宏富，然多数忙于诊务，

204

述而不作，以致传承乏人，学术经验少为人知，实为惋惜。余与作者素昧平生，然近年屡有佳作求序于余，渐知其为名医后人，父兄均为医界耆宿，家学渊源，为学有所本之中医传承人。临证四十载，中医理论湛深，临床经验宏富，不愧世医大家传承之佼佼者也。

本书选方789首，以病统方，囊括内、外、妇、儿、骨伤、皮肤、五官、口腔、肿瘤等诸科，可谓详尽细致，蔚为壮观。每篇文章结构严谨，文笔简练，含方名、作者、组成及用法、主治、评议，其中评议尤为重点，有简有繁，平正公允，读来如饮琼浆，醇味隽长。难能可贵的是，作者评议时，从不偏执，常结合多年临床心得，参以己见，颇能开人悟境，授人以渔。而对于前人之可贵经验，作者在学习之余，也敢于承认自身之不足，如痔疮仙方一节，作者评议道："余知男女痔疮无分内外，多中气虚损，不知有肝肾之不足。"余以为这种朴实的作风，值得今日医界同仁学习和深思。

多年来，余一直为中医之传承而担忧，因为书籍亦为传承之主要工具。惜诸多医家，或为一己之私，或为门户之见，虽有济世良方，而密不外传，偶有成书者，亦多闪烁其词，不愿倾囊相授，读者多不明就里，以致良方渐行泯灭，不能服务于大众，实可叹也。作者却不计得失，将多年收集之方，公诸于众，不隐一分私藏，诚仁者之心也，令人敬佩至深！

前贤清刘开语："非尽百家之美，不能成一人之奇；非取法至高之境，不能开独造之域。"余认为，是书兼蓄诸家，体例独特，自成风格，且评议中肯，言之有物，述之成理，颇多真知卓识，读者若能细心玩味，定当受益良多。有感于此，愿为同仁引介！

〔写于2012年5月〕

图书在版编目（CIP）数据

国医大师朱良春全集. 杏林贤达卷／朱良春著. --长沙：中南大学出版社，2017.7

ISBN 978 - 7 - 5487 - 2953 - 2

Ⅰ.①国… Ⅱ.①朱… Ⅲ.①中医学—文集 Ⅳ.①R2 - 53

中国版本图书馆 CIP 数据核字（2017）第 187972 号

国医大师朱良春全集·杏林贤达卷
GUOYI DASHI ZHULIANGCHUN QUANJI · XINGLIN XIANDA JUAN

朱良春　著

□责任编辑　张碧金
□责任印制　易建国
□出版发行　中南大学出版社
　　　　　　社址：长沙市麓山南路　　　　邮编：410083
　　　　　　发行科电话：0731 - 88876770　　传真：0731 - 88710482
□印　　装　湖南鑫成印刷有限公司

□开　　本　710×1000　1/16　□印张 16　□字数 312 千字
□版　　次　2017 年 7 月第 1 版　□2017 年 7 月第 1 次印刷
□书　　号　ISBN 978 - 7 - 5487 - 2953 - 2
□定　　价　86.00 元